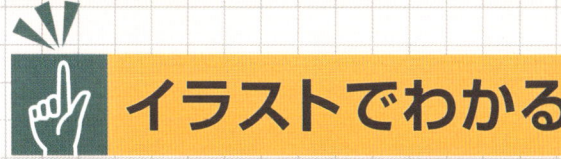

まずは使ってみよう
漢方薬

監修　千葉中央メディカルセンター 和漢診療科 部長　寺澤 捷年

著　斐川中央クリニック 院長　下手 公一

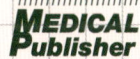

監修者のことば

　このたび愛弟子の下手公一君が『まずは使ってみよう漢方薬』を上梓することになった。漢方薬を使ってみようと考え、様々な入門書や講演会で勉強しはじめても、陰陽虚実など訳の分からない言葉が出てきて容易に理解出来ない。

　そもそも日常臨床で目の前の患者さんにどんな薬を選択すればよいのかサッパリわからないということは多くの医師が直面する悩みである。

　本書はこれまでに類例のない学習と臨床の橋渡しをする極めて実用的な著作である。イラストもすばらしく、目の前の患者さんがどのタイプかを選び出せば良いという簡便な内容になっている。しかも、漢方の独特の病理概念に則った極めて正確な内容である。

　西洋の諺に「Practice makes perfect 習うより慣れよ」という言葉がある。漢方は言わば経験知の世界であるので、まずは実際に使ってみて、その手応えを感じることが重要である。なるほど！こういう患者さんには良く効く。どうももう一つ上手くいかないなどを経験していただきたいのである。

　その最初の一歩の手引き書として、本書は極めて優れた、アイデア一杯の著作であると言える。

　そして、次のステップとして、なぜ上手くいかなかったのか。他に手立ては無いのだろうか。そもそも、なんでこのようなタイプ分けが必要なのだろうか。というような疑問が起こった時点で教科書を勉強していただくと良いのである。

　本書の持つ意義を高く評価し、監修の言葉とする。

監修者略歴 TERASAWA KATSUTOSHI（医学博士）

1944年・東京生まれ。都立両国高校を経て、70年・千葉大学医学部卒業。在学時から漢方を学ぶ。内科研修を経て、医学博士。79年・富山医科薬科大学附属病院和漢診療部長。同・教授、医学部長、副学長・病院長を歴任。2005年・千葉大学大学院医学研究院・和漢診療学教授。2010年・定年退職。現在、千葉中央メディカルセンター和漢診療科・部長。日本東洋医学会・前会長、東亜医学協会理事長。NHK韓国ドラマ「チャングムの誓い」の日本語版を監修。岩波書店『広辞苑』改訂に参画。近著に『吉益東洞の研究・日本漢方創造の思想』（岩波書店）がある。

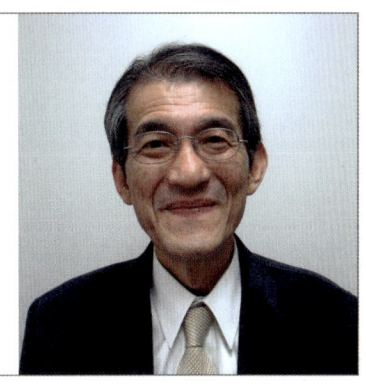

千葉中央メディカルセンター 和漢診療科 部長　寺澤 捷年

発刊にあたり

　本書のタイトルでもある「まずは使ってみよう漢方薬」は、2002年12月に創刊された医療用漢方情報誌「WE（ウィ）」の連載を開始したことに遡ります。当時の編集者から、漢方薬にあまり馴染みのない臨床医にもすぐに漢方薬を適切に処方できるよう、一つの疾患あるいは病態を1ページにまとめた記事を連載したいので執筆してほしい、という依頼を受けました。そこで、私自身が勉強し、また多くの患者さんから学んだエッセンスをイラスト入りで簡単に、わかりやすくまとめました。
　この連載はその後、医療用漢方情報誌「phil（フィル）漢方」に引き継がれたのですが、いつの間にか10年の歳月を経て35回にも及ぶにいたりました。

　私は医学部を卒業後、現在は島根大学の学長としてご活躍されている小林祥泰先生を師と仰ぎ、医学の研鑽を積み重ねてまいりました。一方で、ある時にお聞きした寺澤捷年先生の講演に魅了され、そして漢方医学の魅力に取りつかれてしまい、押しかけ女房同然に寺澤先生に弟子入りをさせていただき、漢方医学を基本から勉強させていただきました。現在も時間を作って千葉でご診療をされている寺澤先生の外来を見学させていただき、今ではまさに「門前の小僧、習わぬ経を読む」のごとくです。

　そのような私がこの度、「漢方医学を学んでみたい」、「西洋医学だけでは効果が不十分な目の前の患者さんに漢方薬を使ってみたらどうだろう」と思っておられる諸先生に向けて、以前の連載に若干の手を加えて本書をまとめました。
　漢方医学には、西洋医学の概念とは異なり、しかも一見すると難解な用語が多くあります。しかし、「まずは使ってみよう漢方薬」、まさに本書のタイトルにあるように、成書を熟読しただけでは漢方医学を習得することはできないことを私自身が実感し

ています。まずは使ってみること、そして患者さんから教えていただき、そして時には成書や原典に戻り、またあるときは師匠に教えていただく。漢方医学を習得するためには、この繰り返しが必要だと思っています。

その第一歩として本書を参考に、まずは漢方薬を使ってみることをお勧めします。

2012年11月

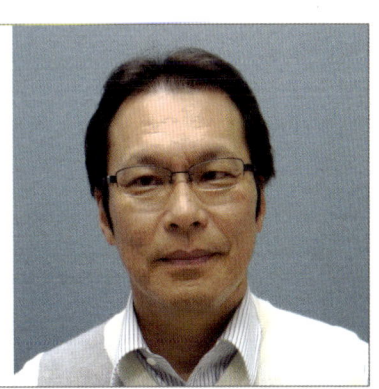

著者略歴　SHIMODE KOICHI（医学博士）

1959年・島根県生まれ。90年・島根医科大学（現 島根大学医学部）大学院卒業。同年・石西厚生連日原共存病院内科医長、翌年院長。97年・診療のみならずその経営手腕を買われ寿生病院院長就任。99年・斐川中央クリニックを開設。
島根大学医学部臨床教授を兼任、日本東洋医学会専門医・指導医、日本神経学会専門医、日本内科学会認定医。剣道四段、ゴルフはHC13と多彩な側面も。

斐川中央クリニック 院長　下手 公一

Contents

 イラストでわかる！

まずは使ってみよう
漢方薬

領域・疾患別　漢方処方選択のポイント

Ⅰ. 全身疾患（症状や体質）
1. 冷え ─────────────────── 2
2. 浮腫（むくみ） ─────────── 3
3. 貧血 ─────────────────── 4
4. 頭痛 ─────────────────── 5
5. 肥満 ─────────────────── 6
6. 脳血管障害後遺症 ────────── 7
7. 口内炎 ───────────────── 8

Ⅱ. 呼吸器疾患
1. 風邪症候群 ──────────── 9
2. 気管支喘息 ──────────── 10
3. 気管支炎 ───────────── 11

Ⅲ. 消化器疾患
1. 消化性潰瘍 ──────────── 12
2. 過敏性腸症候群 ────────── 13
3. 胃炎・胃腸障害 ────────── 14
4. 高齢者の便秘 ─────────── 15
5. 悪心・嘔吐 ──────────── 16

Ⅳ. 精神・神経疾患
1. 精神神経症状 ─────────── 17
2. 不眠 ────────────── 18
3. イライラ感 ──────────── 19
4. 抑うつ気分 ──────────── 20

Ⅴ．産婦人科疾患
    1．更年期障害 ——————————————— 21
    2．月経異常 —————————————————— 22

Ⅵ．皮膚疾患
    1．蕁麻疹 ——————————————————— 23
    2．皮膚瘙痒症 ————————————————— 24
    3．にきび —————————————————— 25
    4．アトピー性皮膚炎 —————————————— 26

Ⅶ．耳鼻咽喉科疾患
    1．咽喉頭異常感症 ——————————————— 27
    2．アレルギー性鼻炎 —————————————— 28
    3．めまい・ふらつき —————————————— 29
    4．反復性中耳炎・滲出性中耳炎 ————————— 30

Ⅷ．整形外科疾患
    1．変形性膝関節症 ——————————————— 31
    2．腰痛 ———————————————————— 32
    3．関節リウマチ ———————————————— 33
    4．肩こり —————————————————— 34
    5．神経痛 —————————————————— 35

Ⅸ．腎・泌尿器疾患
    膀胱炎 ———————————————————— 36

（補足）用語解説 ——————————————————— 37

医療用漢方製剤一覧 ———————————————— 39

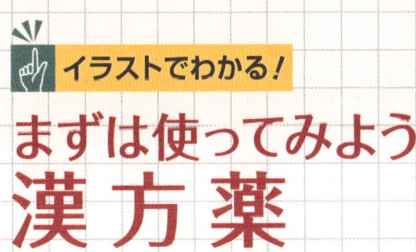

まずは使ってみよう
漢方薬

領域・疾患別
漢方処方選択のポイント

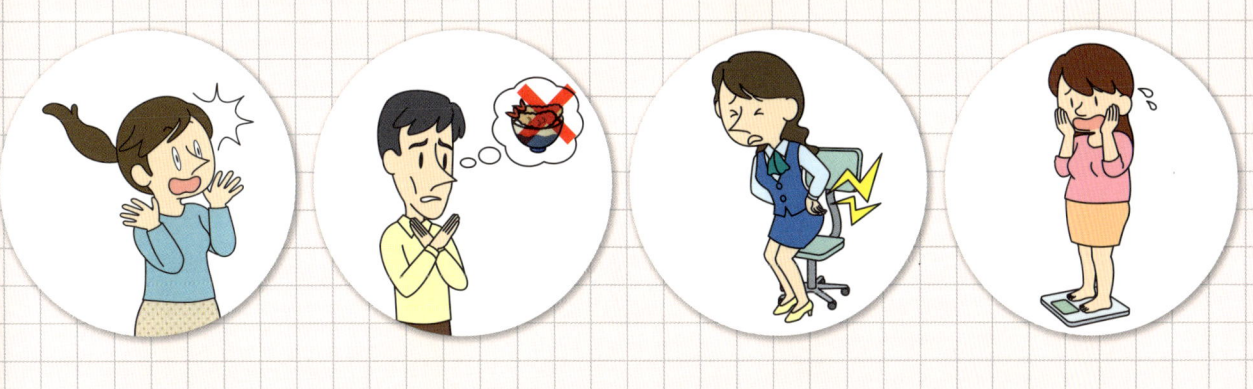

1. 冷え

| 症 状 と 所 見 | 処　方 |

● 比較的体力がある（実証）

便秘、顔はのぼせて足のみ冷える
肩こり、不眠　→　**桃核承気湯**

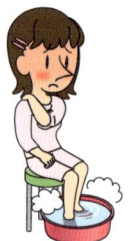

● 体力は中等度（中間証）

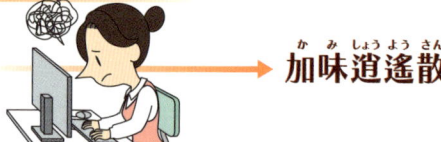

精神症状、肩こり、便秘　→　**加味逍遙散**

のぼせ、肩こり、生理痛　→　**桂枝茯苓丸**

● 体力がない（虚証）

色白で痩せ型、腰痛、手足など四肢が冷える　→　**当帰四逆加呉茱萸生姜湯**

下腹部が冷える、頭痛、めまい、疲れやすい　→　**当帰芍薬散**

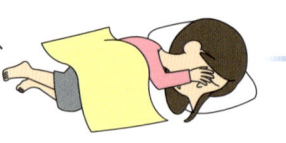

めまい、フラフラする、下痢　→　**真武湯**

目のかすみ、腰痛、頻尿　→　**八味地黄丸**

1 point advice

　冷えは、女性の半数以上が経験すると言われています。西洋医学では冷えを体質的なものと考え、あまり積極的な治療をしませんが、漢方医学では「冷えは万病のもと」と言われるくらい、さまざまな疾患や病態の原因になると考え、治療の際に非常に重要視します。

　冷えを訴える患者さんは、漢方医学的には虚証と考えられがちですが、中間証や実証の冷えもあります。実証には桃核承気湯、中間証には加味逍遙散や桂枝茯苓丸、虚証には症状に応じて当帰四逆加呉茱萸生姜湯などを選択します。

　また、冷えを訴えない患者さんでも、冷えが内在していることがあります。「温茶と冷茶のどちらを選びますか？」といった簡単な質問でも、冷えの内在をある程度は判断できます。

2. 浮腫（むくみ）

症状と所見　　　　　　　　　　　処方

● 比較的体力がある（軽度実証）

心不全、胸水、肝うっ血 → 木防已湯（もくぼういとう）

● 体力は中等度（中間証）

基本処方（口渇、尿量減少）→ 五苓散（ごれいさん）

胸脇苦満、ネフローゼ症候群、舌白苔 → 柴苓湯（さいれいとう）

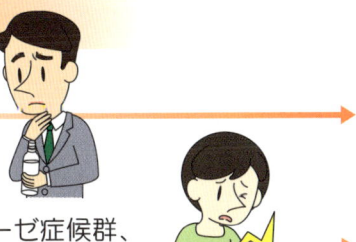

● 体力がない（虚証）

発汗しやすい、疲れやすい、関節痛 → 防已黄耆湯（ぼういおうぎとう）

膀胱炎の症状で尿量減少、口渇 → 猪苓湯（ちょれいとう）

冷え（＋）→ 夜間頻尿、腰痛 → 八味地黄丸（はちみじおうがん）／牛車腎気丸（ごしゃじんきがん）

→ 月経異常、貧血傾向、倦怠感、めまい → 当帰芍薬散（とうきしゃくやくさん）

 **1 point advice**

　浮腫（むくみ）の原因は、肝硬変や心不全、慢性腎不全などの内臓疾患、塩分の摂り過ぎや長時間の立ち仕事、運動不足などさまざまです。原因にかかわらず、治療の基本は食塩摂取量の制限ですが、さらに腹水が溜まるような重症になると水分摂取量の制限も必要となります。
　西洋医学では浮腫（むくみ）の治療には利尿薬を用います。しかし、利尿薬は使用量が増えると低カリウム血症などの副作用も懸念されることから、まずは症状にあわせた漢方薬の使用が勧められます。
　漢方医学では、浮腫（むくみ）は体内の水分が偏在して起こる水毒によって生じるといわれています。浮腫（むくみ）の基本処方は五苓散であり、さらに胸脇苦満がある場合には柴苓湯を選択します。

3. 貧血

症状と所見	処方

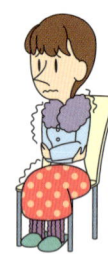
冷え症
やせ型
きゃしゃなタイプ
→ **当帰芍薬散**（とうきしゃくやくさん）

気管支の病変による
呼吸器症状、
脳卒中後遺症などによる
気力低下
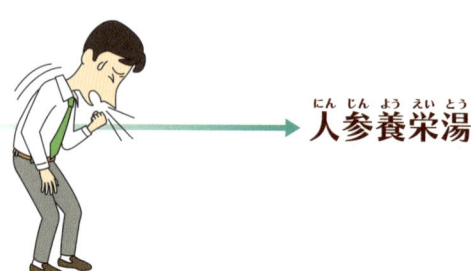
→ **人参養栄湯**（にんじんようえいとう）

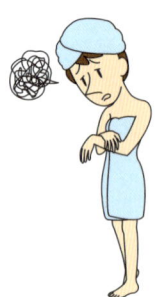
肌の乾燥やカサつき、
リウマチによる貧血、
抗ガン剤による貧血
→ **十全大補湯**（じゅうぜんたいほとう）

 **1 point advice**

　貧血の治療においては、まず、原因となっている疾患（月経過多、胃腸出血、痔出血など）を特定し、その治療をすることが重要です。貧血にはいろいろな種類がありますが、最も多くみられるのは鉄欠乏性貧血です。鉄欠乏性貧血の患者さんには鉄分を多く含む食物を摂っていただき、必要に応じて鉄剤も服用していただきます。

　漢方医学的に貧血は、気虚、血虚あるいは気血両虚の状態と捉え、これらを補う処方として当帰芍薬散、人参養栄湯、十全大補湯などを患者さんの症状に応じて選択します。

　また当帰芍薬散は妊娠中の貧血にも用いられます。当帰芍薬散は「安胎薬」（あんたいやく）と位置付けられていますので、妊婦さんにはむしろ好ましいお薬と言えます。

4. 頭痛

症状と所見	処方
元気が無い、疲れやすい、食欲不振、めまい	半夏白朮天麻湯
└→ 口渇、尿量減少、浮腫	五苓散
片頭痛	呉茱萸湯 / 五苓散 / 当帰芍薬散 / 立効散
肩こり、後頭部や後頸部の筋肉の緊張を伴う	葛根湯
赤ら顔、肩こり、便秘	桂枝茯苓丸
└→ のぼせ・イライラ	加味逍遙散
胸脇苦満、頭汗	柴胡桂枝湯

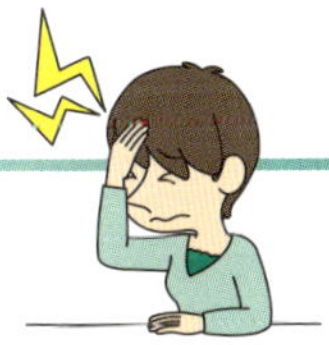

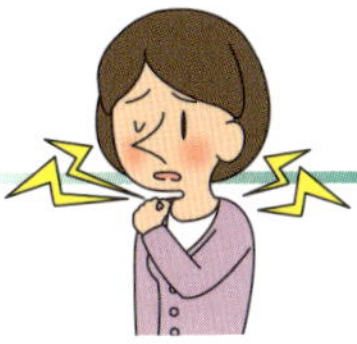

1 point advice

　頭痛には、緊張型頭痛や片頭痛など様々なタイプがありますが、漢方治療においては水毒・瘀血・気鬱・気逆など、患者さんの症状などから頭痛の原因を見極めて、それぞれに適した漢方処方を選択します。
　水毒による頭痛には、一般的に半夏白朮天麻湯が選択されます。ただし、水毒を除く働きは五苓散の方が優れていますので、口渇・尿量減少・浮腫がある場合は五苓散を選択します。
　瘀血による頭痛（赤ら顔・肩こり・便秘などを伴う患者さん）には、桂枝茯苓丸が第一選択です。さらに、のぼせやイライラなどの気逆の症状を伴うときは、加味逍遙散を選択します。
　気鬱による頭痛には、柴胡剤が適応します。胸脇苦満や頭汗の症状がある場合は柴胡桂枝湯を選択します。

5. 肥　満

症状と所見	処　方

● **固太りタイプ**（皮下脂肪型肥満・内臓脂肪型肥満）

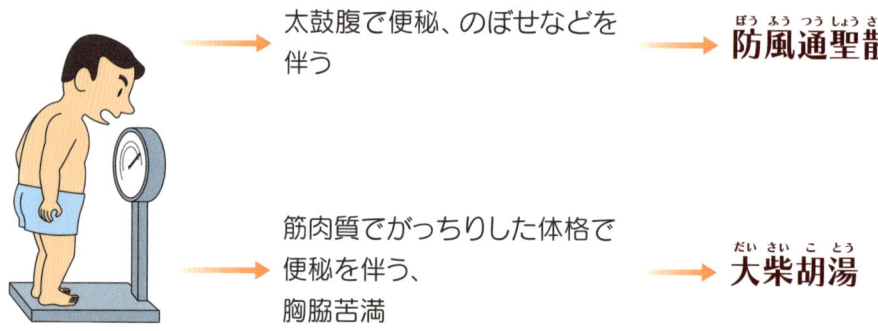

→ 太鼓腹で便秘、のぼせなどを伴う → **防風通聖散**

→ 筋肉質でがっちりした体格で便秘を伴う、胸脇苦満 → **大柴胡湯**

● **水太りタイプ**

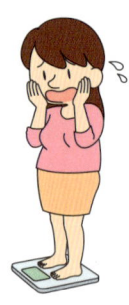

→ 色白、体力・筋力の低下、汗かき、尿の出が悪い → **防已黄耆湯**

 **1 point advice**

　肥満の原因には過食や運動不足などが考えられますので、適度な運動とカロリーを抑えた食生活を心がけるなどの生活指導が基本です。生活習慣の改善に加えて漢方薬を用いるとより効果的です。特に近年では、糖尿病や高血圧症を合併している肥満患者さんは心筋梗塞や狭心症などの血管障害のリスクが高くなることも報告されていることから、生活指導だけでは不十分で、漢方治療を必要とする患者さんも多くいらっしゃいます。
　太鼓腹で固太りの患者さんには防風通聖散を第一選択薬とし、脂質異常症を伴う場合は大柴胡湯や三黄瀉心湯を選択します。
　一方、水太りの患者さんには防已黄耆湯を用いますが、利水作用を強めるため五苓散を加えるとより効果的です。

6. 脳血管障害後遺症

症状と所見		処方
冷え、夜間頻尿あるいは排尿困難	→ 小腹不仁 →	八味地黄丸

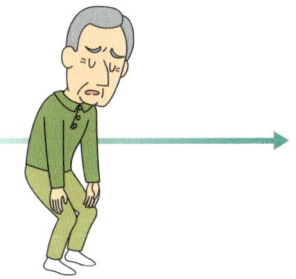

元気がない、やる気がでない	→	釣藤散 補中益気湯
（問診上、特記すべきことがない）	→ 下腹部の抵抗・圧痛 →	桂枝茯苓丸
暴れる、不安などの精神神経症状が強い	→	加味逍遙散 抑肝散加陳皮半夏 抑肝散 加味帰脾湯
寝たきり状態、食欲が極度に低下、高度の意識レベル低下	→	人参養栄湯

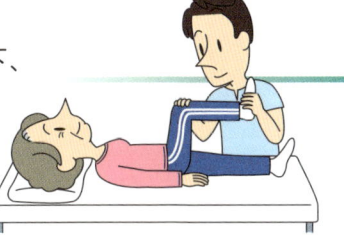

 **1 point advice**

　脳血管障害後遺症の治療には、血行障害改善薬や脳血流改善薬が用いられますが、このような西洋医学的治療よりも漢方治療が有効な場合が多いです。
　冷え・夜間頻尿や排尿困難などの症状を訴え、さらに小腹不仁の場合は八味地黄丸、下腹部の抵抗や圧痛などの「瘀血」症状が強い場合は桂枝茯苓丸を選択します。
　暴れる・不安などの精神神経症状が強い場合は、血流を改善しながら精神神経症状を抑える加味逍遙散や抑肝散加陳皮半夏などを併用します。
　また、寝たきりの状態で食欲が極度に低下し、家族を認識できないほど意識レベルが低下した高齢者には、人参養栄湯を単独で用いたり、桂枝茯苓丸を加えることで患者さんのQOLの向上につながります。

I. 全身疾患（症状や体質）

7. 口内炎

症状と所見	処方

● 比較的体力がある（実証）

のぼせ、イライラ
不眠、下腹部の圧痛
→ 黄連解毒湯（おうれんげどくとう）

便秘、心窩部のつかえ
尿量減少傾向
→ 茵蔯蒿湯（いんちんこうとう）

● 体力は中等度（中間証）

嘔気、口苦感
心窩部のつかえ、心窩部痛
→ **基本処方** 半夏瀉心湯（はんげしゃしんとう）
黄連湯（おうれんとう）

皮膚乾燥、下腹部の圧痛
→ 温清飲（うんせいいん）

● 体力がない（虚証）

冷え、食欲不振、胃腸虚弱
→ 人参湯（にんじんとう）

1 point advice

　口内炎の原因には諸説がありますが、免疫学的異常もその一つです。胃腸機能や体力の低下、胃の熱などによって口腔内環境が変化し、ウイルスに対する抵抗性が低下したためと考えられます。もっとも多いのはアフタ性口内炎ですが、ベーチェット病などの基礎疾患が疑われる場合は検査が必要となります。西洋医学では、口腔用のステロイド薬や抗ウイルス薬なども用いられますが、これらはアフタそのものに対する治療です。一方、漢方医学ではアフタが起きやすい状態に対する治療を行いますので、再発を抑制するためにも有効です。
　口内炎の基本処方は、補気薬と胃の熱を冷ます清熱薬が配合された半夏瀉心湯ですが、比較的胃腸が丈夫な場合は温清飲を選択します。

1. 風邪症候群

症状と所見　　　　　　　　　処　方

● ひきはじめ

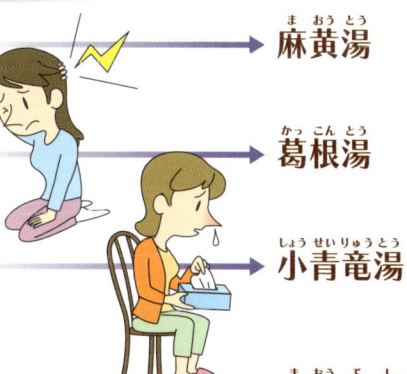

高熱、寒気、悪寒 → 麻黄湯（まおうとう）

後頭部痛、寒気 → 葛根湯（かっこんとう）

鼻汁、鼻閉、咳 → 小青竜湯（しょうせいりゅうとう）

冷え、咽頭痛、倦怠、鼻汁、鼻閉 → 麻黄附子細辛湯（まおうぶしさいしんとう）

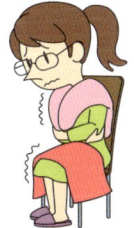

● 少し長引いている時

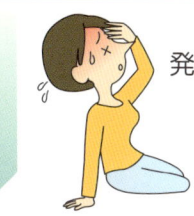

発汗、咳、痰、嘔気、下痢 → 柴胡桂枝湯（さいこけいしとう）

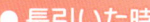

● 長引いた時

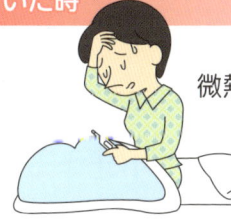

微熱、全身倦怠感、食欲不振 → 補中益気湯（ほちゅうえっきとう）

1 point advice

　ひきはじめに漢方薬を早く、しかも確実に効かせるポイントは「発汗」です。発汗を促すために解熱剤を用いず、麻黄が配合された麻黄湯や葛根湯を選択します。さらに冷えや咽頭痛などを伴う場合は麻黄附子細辛湯を選択します。漢方医学では「未病を治す」と言われるように、発症前（風邪かもと思ったとき）から服用することでも緩解しますので、風邪をひきやすい患者さんには、来院前に麻黄湯などを服用してもらうこともよいでしょう。

　少し長引いている時は、柴胡桂枝湯などの柴胡剤を選択します。また、服用後に黄色の痰が出る場合は、マクロライド系の抗生物質の併用も効果的です。

　長引いた時には、補中益気湯で全身倦怠感や食欲不振の改善を図るとともに、失われた体力を増強します。

2. 気管支喘息

症状と所見	処方

● **急性増悪（発作）期**

一時的な咳・痰、発熱 → 麻杏甘石湯 / 麻黄湯

喘鳴、水様痰、水様性鼻汁、咳、呼吸困難 → 小青竜湯

● **寛解期**

基本処方・痰がからむ慢性の気道炎症 → 柴朴湯 / 柴胡桂枝湯

＋冷え → 柴胡桂枝乾姜湯 ＋半夏厚朴湯

乾性咳嗽、気道の乾燥 → 麦門冬湯

水様性の痰、胃腸虚弱 → 苓甘姜味辛夏仁湯

高齢者 → 補中益気湯 / 八味地黄丸

小児 → 小建中湯 / 黄耆建中湯

1 point advice

　急性増悪（発作）期には麻杏甘石湯や麻黄湯、小青竜湯などの麻黄剤を選択します。ただし、重症の場合や発作がひどい時には、吸入ステロイド薬などの西洋医学的治療を優先します。
　寛解期には発作の予防を心がけた治療を行います。この時期の基本処方は、抗アレルギー作用や抗ヒスタミン作用を有する柴朴湯で、さらに冷えがある場合には柴胡桂枝乾姜湯と半夏厚朴湯を併用します。乾性の咳嗽や気道の乾燥がある場合は、潤す作用を有する麦門冬湯を、水様性の痰が多く胃腸が虚弱な場合には苓甘姜味辛夏仁湯を選択します。
　また、高齢患者さんの場合は補中益気湯や八味地黄丸などの補剤を、小児の場合は建中湯類（小建中湯、黄耆建中湯）を選択します。

3. 気管支炎

症状と所見	処方

● **体力は中等度（中間証）**

- 激しい咳、呼吸困難、口渇 → 五虎湯（ごことう） / 麻杏甘石湯（まきょうかんせきとう）
- 喘鳴、呼吸困難、気鬱 → 神秘湯（しんぴとう）
- 咽喉頭異常感 ヒステリー球
  - 胸脇苦満（−） → 半夏厚朴湯（はんげこうぼくとう）
  - 胸脇苦満（＋） → 柴朴湯（さいぼくとう）
- 水様の喀痰を伴う咳、喘鳴、くしゃみ → 小青竜湯（しょうせいりゅうとう）
- 気管支炎が長引き咳が続いて眠れない → 竹筎温胆湯（ちくじょうんたんとう）
- 咳で胸が痛い → 柴陥湯（さいかんとう）

● **体力がない（虚証）**

- 吐きそうなほどの咳こみ、粘稠で切れにくい痰 → 麦門冬湯（ばくもんどうとう） / 滋陰降火湯（じいんこうかとう）
- 悪寒、熱感なし、全身倦怠、冷え → 麻黄附子細辛湯（まおうぶしさいしんとう）
- 痰がからむ咳 → 清肺湯（せいはいとう）
- 体力低下、長引く咳、痰、自汗 → 滋陰至宝湯（じいんしほうとう）

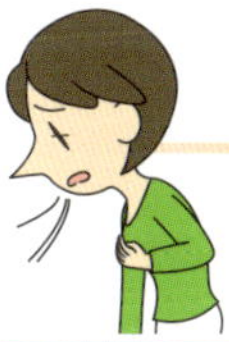

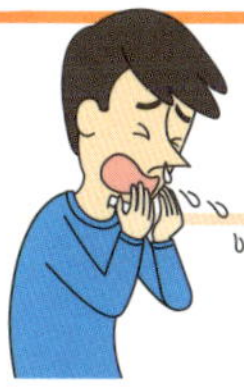

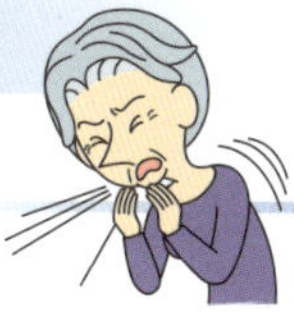

1 point advice

　気管支炎の急性期には、抗生物質やステロイド薬、気管支拡張薬などによる治療を優先しますので、必ずしも漢方医学的治療の良い適応とは言えませんが、寛解期や慢性症状、あるいはアレルギー性の気管支炎に対しては漢方治療が有効な場合が多いです。
　気管支炎の漢方治療を考える上で、患者さんの症状や病態に適した多くの処方がありますが、まず鑑別が必要なのは「肺熱が前面にでているか」、「水滞が背景にないか」をみることです。肺熱の場合は身体の防衛力の回復、水滞および冷えの場合は水毒の体外への排泄を目的とした処方を選択します。

II. 呼吸器疾患

1. 消化性潰瘍

| 症 状 と 所 見 | 処 方 |

● 比較的体力がある（実証）

便秘、のぼせ感、メタボリックシンドローム → **大柴胡湯（だいさいことう）**

顔面紅潮、口内炎 → **黄連解毒湯（おうれんげどくとう）**

● 体力は中等度（中間証）

基本処方（嘔気、食欲不振） → **柴胡桂枝湯（さいこけいしとう）**

心窩部のつかえ、嘔気、軟便 → **半夏瀉心湯（はんげしゃしんとう）**
茯苓飲（ぶくりょういん）

胃酸過多、腹直筋拘急 → **四逆散（しぎゃくさん）**

● 体力がない（虚証）

胃内停滞感、胸やけ、食欲不振 → **六君子湯（りっくんしとう）**
（四君子湯）（しくんしとう）

神経質、胃痛 → **安中散（あんちゅうさん）**

冷え、臍上悸 → **人参湯（にんじんとう）**

1 point advice

　胃潰瘍や十二指腸などの消化性潰瘍の治療において、急性期には胃酸の分泌を抑えるH_2受容体拮抗薬（H_2-ブロッカー）やプロトンポンプ阻害薬（PPI）が劇的な効果を発揮しますが、寛解期には胃粘膜の防御能を増強させ、潰瘍の治癒促進や再発防止効果が期待される漢方薬の併用が有効です。
　消化性潰瘍の発症にはストレスも関与している場合が多いので、柴胡、枳実、陳皮などの理気剤が配合された柴胡桂枝湯や茯苓飲を基本として処方を選択します。また、虚証で胃内停滞感・胸やけ・食欲不振を訴える場合は六君子湯、神経質で胃痛を訴える場合は安中散も有効です。実証で、便秘やのぼせ感がある場合は大柴胡湯、顔面紅潮・口内炎がある場合は黄連解毒湯を選択します。

2. 過敏性腸症候群

症状と所見 / 処方

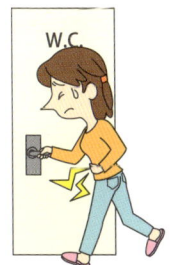

第一選択 → 桂枝加芍薬湯
建中湯類
（小建中湯、黄耆建中湯）

生理不順
ヒステリー傾向・
冷え症
→ 軽い胸脇苦満、
臍上悸、
軽い便秘
→ 加味逍遙散

ほてり・顔面紅潮・
足の冷え・上半身
の発汗
→ 胸脇苦満・
腹直筋の緊張
→ 柴胡桂枝湯

ストレスで悪化・
うつ的な症状・
暑がり・多汗・便秘
→ 胸脇苦満、臍上悸、
驚きやすい
→ 柴胡加竜骨牡蛎湯

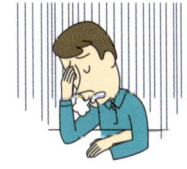

 **1 point advice**

　ストレス過剰な現代において、過敏性腸症候群は近年、大変多くなった疾患の一つです。
　過敏性腸症候群の漢方治療の第一選択は桂枝加芍薬湯や、小建中湯・黄耆建中湯などの建中湯類です。さらに生理不順、ヒステリー傾向・冷え症で軽い胸脇苦満、臍上悸、軽い便秘がある場合は加味逍遙散、ほてりや足の冷えなどを訴え、胸脇苦満と腹直筋の緊張がある場合は柴胡桂枝湯、さらに胸脇苦満と臍上悸があり、精神症状が強い場合は柴胡加竜骨牡蛎湯を選択します。
　過敏性腸症候群の患者さんは、下痢と便秘を繰り返すことで、証も目まぐるしく変化する患者さんも多くいらっしゃいます。腹証に絶えず気を配りながら、臨機応変に漢方処方を使い分けることが重要です。

III. 消化器疾患

3. 胃炎・胃腸障害

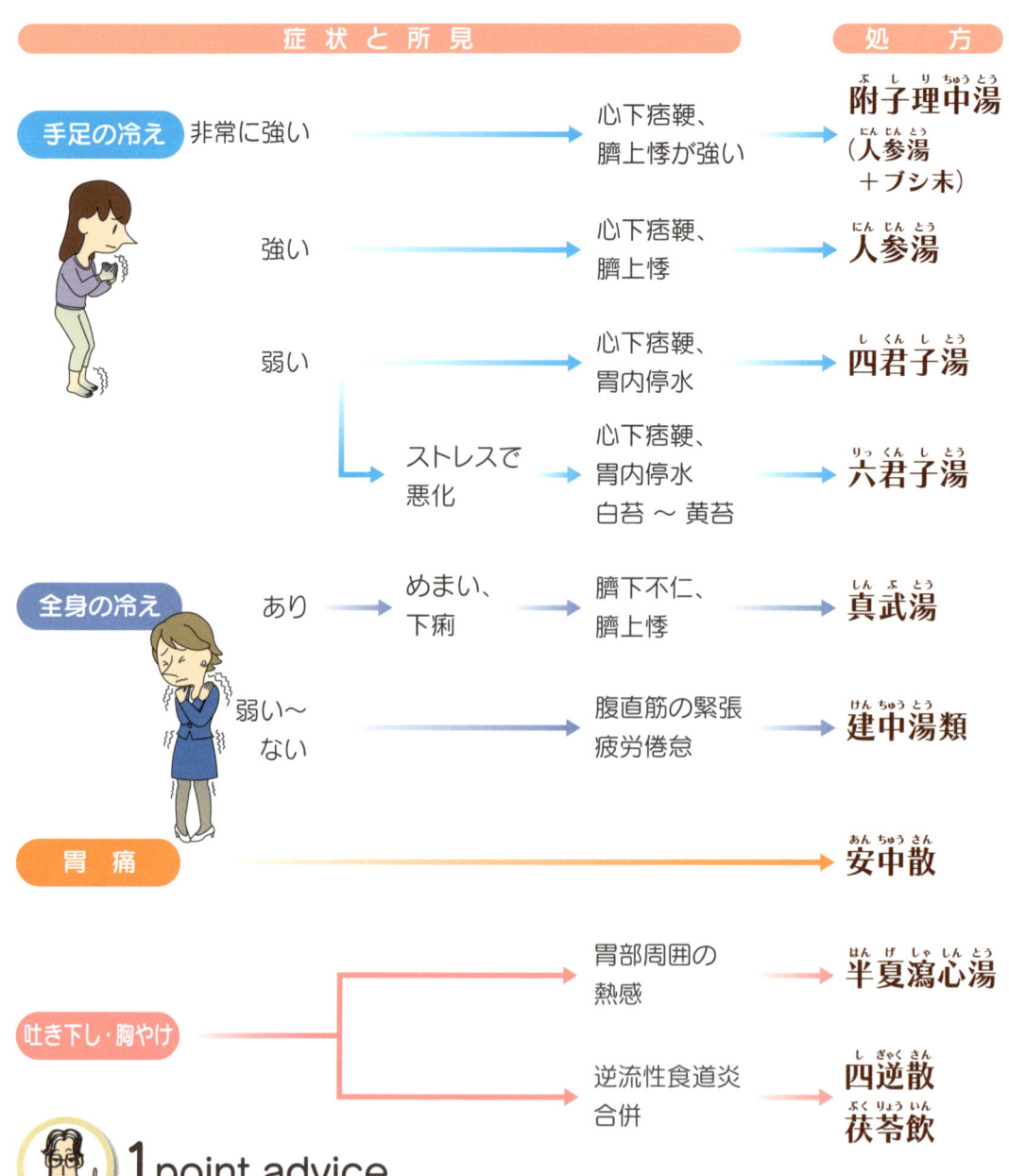

1 point advice

　慢性的に胃腸が虚弱な患者さんに対する漢方薬の選択のポイントは、「冷え」です。手足が強く冷える時は人参湯や附子理中湯、冷えがそれほど強くない時は、四君子湯や六君子湯を選択します。また、全身の冷えがある場合は真武湯や建中湯類が有効です。
　一方、急性の胃腸障害を早く確実に治療するためには、安中散を選択します。チクチクした胃痛は、女性に多くみられる症状ですが、腹部が軟弱で冷えて痛み、白い舌苔が明らかでないような場合に効果的です。潰瘍病変がなければ、安中散だけでも十分に治療が可能です。また、胃酸過多による吐き下しや胸やけなどの症状には半夏瀉心湯、逆流性食道炎を合併している場合は、四逆散や茯苓飲が効果的です。

4. 高齢者の便秘

症状と所見	処方

第一選択 → 麻子仁丸 / 潤腸湯

→ 麻子仁丸が無効な高齢者 → 桂枝加芍薬大黄湯

不安・抑うつ状態 → 実証で胸脇苦満がある時 → 柴胡加竜骨牡蛎湯

冷え・のぼせ・頭痛・足腰の冷え（瘀血がある時）

→ 下腹部の抵抗、圧痛 → 桂枝茯苓丸

→ ヒステリックでよく喋る、カッとしやすい、慢性の肩こり → 加味逍遙散

→ 小太り、汗かき、暑がり、動悸、顔面紅潮 → 桃核承気湯

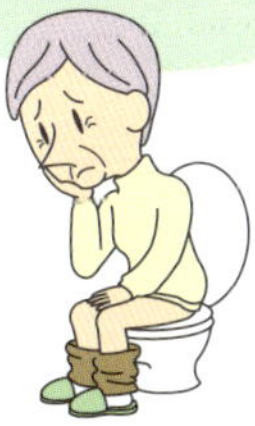

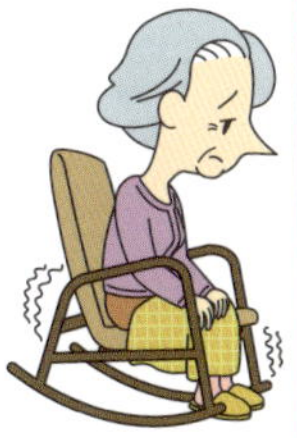

1 point advice

　便秘を訴える高齢患者さんの半数以上は「陰虚証」であり、消化管を潤して自然排便を促す作用を有する麻子仁丸や潤腸湯が第一選択です。麻子仁丸が無効な高齢患者さんには桂枝加芍薬大黄湯を選択します。また、便秘だけにとらわれずに患者さんのその他の症状にも注目して治療を進めることが大切です。
　便秘の治療に用いられる「センナ」や「大黄」の連用によって腸内細菌が減少し、かえって便秘が悪化するという悪循環に陥ってしまうことも、とくに高齢者では珍しくありませんので注意が必要です。
　また、治療の中心が便秘以外にあるときは、しばらく経ってから便通が良くなることもあるので、あらかじめ患者さんには治療方針を説明しておくことが大切です。

5. 悪心・嘔吐

症状と所見	処方

● 体力中等度以上（中間証〜実証）

みぞおちのつかえ、食欲不振、腹鳴 → 半夏瀉心湯（はんげしゃしんとう）

口渇、尿量減少、浮腫 → 五苓散（ごれいさん）

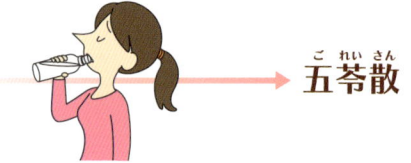

● 比較的体力がない（やや虚証）

みぞおちのつかえ、食欲不振、倦怠感、胃腸虚弱 → 六君子湯（りっくんしとう） / 茯苓飲（ぶくりょういん）

手足の冷え、腹部軟弱 → 人参湯（にんじんとう） / 桂枝人参湯（けいしにんじんとう）

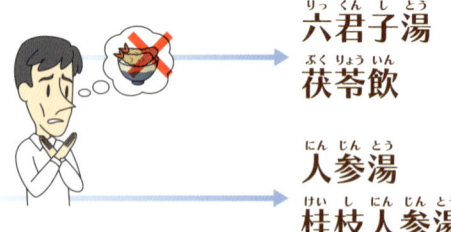

● 体力をとわず

つわりの頓用、めまい、動悸 → 小半夏加茯苓湯（しょうはんげかぶくりょうとう）

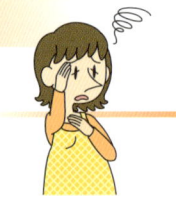

 1 point advice

　悪心・嘔吐に対して、西洋医学では原因に関係なく吐き気止めや、胃の運動を一時的に停止させるような薬剤による治療が行われます。一方、漢方医学では、患者さんの体力や症状から悪心・嘔吐の治療を考えるので、多岐にわたる漢方薬の中から処方を選択します。

　口渇・尿量減少・浮腫がある場合は、利水作用を有する五苓散が有効です。余談ですが、二日酔いでむかむかして喉が渇き、水を飲んでも尿が出ないという場合にも五苓散はきわめて有効です。また、五苓散は小児の嘔吐にも有効です。内服が困難なお子さんには経腸投与（注腸投与、座薬）が有効との報告もあります。

　つわりには、妊婦さんの体力をとわず小半夏加茯苓湯を用いることで、症状を抑えることができます。

1. 精神神経症状

症状と所見	処方
更年期女性の不定愁訴 （よく喋る、カッとしやすい）	加味逍遙散（かみしょうようさん）
喉のつかえ・異物感 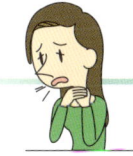	柴朴湯（さいぼくとう） （半夏厚朴湯（はんげこうぼくとう））
抑うつ、イライラ、胃腸虚弱	香蘇散（こうそさん） 抑肝散加陳皮半夏（よくかんさんかちんぴはんげ）
抑うつ傾向 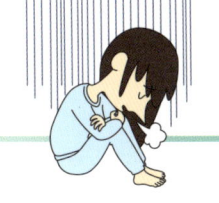	柴胡加竜骨牡蛎湯（さいこかりゅうこつぼれいとう） 桂枝加竜骨牡蛎湯（けいしかりゅうこつぼれいとう） 柴胡桂枝乾姜湯（さいこけいしかんきょうとう） 抑肝散（よくかんさん）
貧血、元気がない、不安感が強い	加味帰脾湯（かみきひとう） 帰脾湯（きひとう）

IV 精神・神経疾患

 **1 point advice**

　精神神経の症状は多岐にわたりますので、患者さんの訴えを十分に聴取して、漢方薬を選択します。
　よく喋る、カッとしやすい更年期の女性は、加味逍遙散を念頭に置いて診察します。喉のつかえ・異物感がある場合は柴朴湯、胃腸虚弱でイライラがある場合は香蘇散や抑肝散加陳皮半夏を選択します。
　特に抑うつ傾向がある場合の処方選択には腹診が重要な指針となります。胸脇苦満があって実証の場合は柴胡加竜骨牡蛎湯、胸脇苦満がなく臍上悸がある場合は桂枝加竜骨牡蛎湯、軽度の胸脇苦満と臍上悸を伴う虚血の場合は柴胡桂枝乾姜湯を選択します。
　貧血・元気がない・不安感が強い場合は、気と血を補うことが治療のポイントとなりますので、加味帰脾湯、帰脾湯を第一選択とします。

2. 不眠

症状と所見	処方

● **比較的体力がある（実証）**

強い胸脇苦満、がっちりした体格、便秘、イライラ、のぼせ、高血圧、動悸 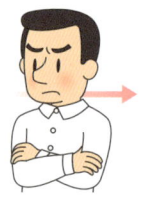 → **大柴胡湯**（だいさいことう）

● **体力は中等度（中間証）**

神経質、不安感 → 胸脇苦満 → **柴胡加竜骨牡蛎湯**（さいこかりゅうこつぼれいとう）

肩こり、精神不安、怒りっぽい、多弁 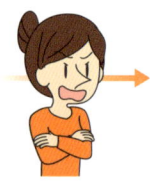 → **加味逍遙散**（かみしょうようさん）

● **体力がない（虚証）**

神経が高ぶる、神経過敏 → **抑肝散加陳皮半夏**（よくかんさんかちんぴはんげ） / **抑肝散**（よくかんさん）

口渇、寝汗、動悸、軽度の胸脇苦満 → **柴胡桂枝乾姜湯**（さいこけいしかんきょうとう）

興奮しやすい、動悸、神経質、脱毛 → **桂枝加竜骨牡蛎湯**（けいしかりゅうこつぼれいとう）

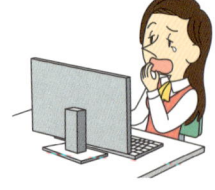 疲れて眠れない、あくびが出る、情緒不安 → **甘麦大棗湯**（かんばくたいそうとう）

ノイローゼ気味で疲れて眠れない → **酸棗仁湯**（さんそうにんとう）

 **1 point advice**

　漢方薬には、西洋医学的治療における睡眠導入剤はありません。不眠に対する漢方治療は、患者さんの不眠症状の背景にある心身のバランスの乱れを是正し、全身状態を改善することによって自然な眠りを招来することが基本的な考え方です。
　実証で高血圧やのぼせなどがある場合は大柴胡湯、体力中等度で神経質・不安感がある場合は柴胡加竜骨牡蛎湯、虚証では抑肝散加陳皮半夏、甘麦大棗湯や酸棗仁湯などを選択します。
　漢方薬は睡眠導入剤に比べると速効性には劣りますが、長期的には有効な場合が多いです。睡眠導入剤から切り替える際は、2～4週間以上の時間をかけることが必要です。
　なお、精神病性の不眠の場合は、西洋医学的治療を優先することも考慮します。

3. イライラ感

症状と所見	処方

● **比較的体力がある（実証）**

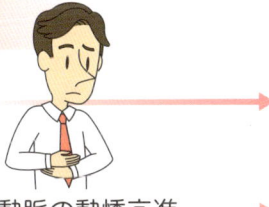

季肋部の抵抗・圧痛（＋）、便秘（＋） → **大柴胡湯**（だいさいことう）

　　　　　　　　　　　　→ 腹部大動脈の動悸亢進 → **柴胡加竜骨牡蛎湯**（さいこかりゅうこつぼれいとう）

● **体力は中等度（中間証）**

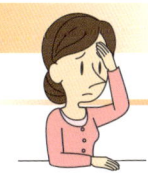

更年期障害、ほてり、多愁訴 → **加味逍遙散**（かみしょうようさん）

● **比較的体力がない（虚証）**

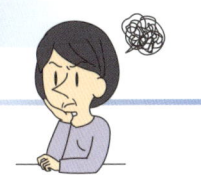

イライラが非常に強い、怒りっぽい、うつ的 → **抑肝散加陳皮半夏**（よくかんさんかちんぴはんげ）
　→ **抑肝散**（よくかんさん）
　→ **香蘇散**（こうそさん）

頭痛、めまい、脳梗塞後遺症 → **釣藤散**（ちょうとうさん）

精神不安、貧血気味、易疲労感 → **加味帰脾湯**（かみきひとう）
　→ **帰脾湯**（きひとう）

神経過敏、冷え、臍上悸 → **柴胡桂枝乾姜湯**（さいこけいしかんきょうとう）

1 point advice

　現代人特有の過剰なストレスや不規則な生活、あるいはホルモンバランスの乱れなどが原因で、特に身体の異常がないにもかかわらず、わけもなくイライラ感を訴える患者さんが多くいらっしゃいます。これは自律神経のバランスが崩れているためで、消化器の不調（便秘や下痢）、さらには頭痛やめまいという症状も伴いがちです。イライラ感に用いられる西洋薬はありませんので、漢方薬が効果的な症状の一つと言えます。

　比較的体力がなく、イライラ感が非常に強い場合は抑肝散加陳皮半夏など、また中間証の更年期障害のイライラ感には加味逍遙散が有効です。

　もちろん、十分な睡眠、バランスの良い食生活、適度の運動などを心がけていただくように生活面の指導も必要です。

Ⅳ 精神・神経疾患

4. 抑うつ気分

症状と所見	処方

● 比較的体力がある（実証）

驚きやすい、強い胸脇苦満
臍上悸
→ 柴胡加竜骨牡蛎湯

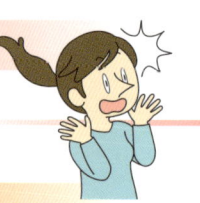

● 体力は中等度（中間証）

強い不安感
咽喉頭異常感
→ 半夏厚朴湯

胸脇苦満 → 柴朴湯

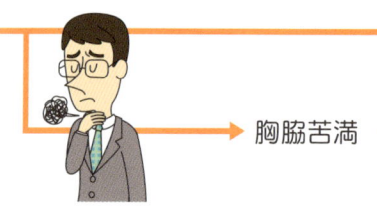

多愁訴、イライラ、怒りっぽい → 加味逍遙散

強い抑うつ → 抑肝散

● 体力がない（虚証）

易疲労感、不眠
貧血、イライラ
→ 加味帰脾湯
→ 帰脾湯

神経過敏、眼精疲労
夢精、臍上悸
→ 桂枝加竜骨牡蛎湯
→ 香蘇散

寝汗、口渇
軽い胸脇苦満、臍上悸
→ 柴胡桂枝乾姜湯

強い抑うつ → 抑肝散加陳皮半夏

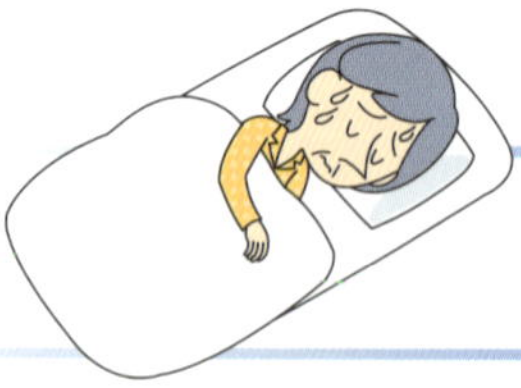

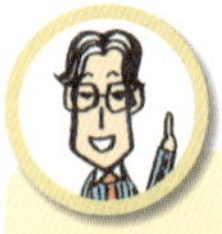

 **1 point advice**

　うつ病患者さんは年々増加しており、今や社会問題にもなっています。抑うつ気分の西洋医学的治療は、三環系・四環系抗うつ薬やSSRI・SNRIなどが多く用いられていますが、漢方治療では「心と身体は一の如し」、すなわち「心身一如」の考え方を基本に、患者さんの身体症状に注目して処方を選択します。
　急性のうつ症状には抗うつ薬などの西洋薬、慢性的なうつ状態には漢方薬、という使い分けは一つの目安ですが、西洋薬と漢方薬の併用が望ましい患者さんも少なくありません。
　なお、漢方において「鬱」は基本概念でもあり、生命力としての「気」が、木々がこもるようにふさがっている病態を指します。

1. 更年期障害

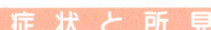

症状と所見　　　　　　　　　処方

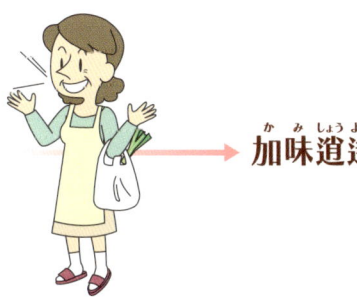

よく喋る、カッとなりやすい、慢性的な肩こり → 加味逍遙散（かみしょうようさん）

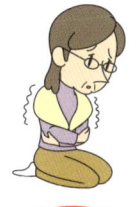

- 冷え
- のぼせ
- 頭痛
- 足腰の冷え

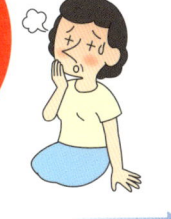

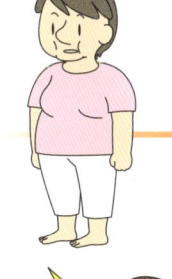

がっちりした体格、便秘傾向 → 桃核承気湯（とうかくじょうきとう）

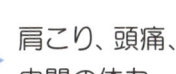

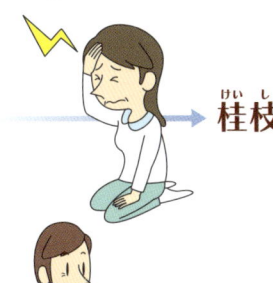

肩こり、頭痛、中間の体力 → 桂枝茯苓丸（けいしぶくりょうがん）

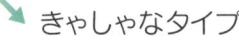

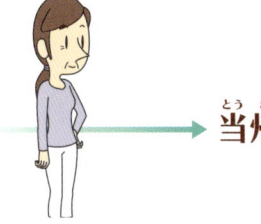

きゃしゃなタイプ → 当帰芍薬散（とうきしゃくやくさん）

1 point advice

　更年期障害は、身体症状と精神症状が複雑に絡み合い、しかも患者さんの性格、職業や生活の環境によって軽い症状から重い症状まで訴えは多彩です。

　よく喋る、カッとなりやすい、慢性的な肩こりなど、いわゆる自律神経失調症の症状を訴える患者さんは、更年期障害と診断される患者さんの半数以上を占めますが、このような患者さんには加味逍遙散が効果的です。

　自律神経失調症症状の訴えはないが、がっちりした体格で便秘傾向の場合は桃核承気湯、体力は中等度で腹部の抵抗や圧痛（瘀血）が顕著で肩こり・頭痛がある場合には桂枝茯苓丸、きゃしゃな体型で色白のいわば美人タイプには当帰芍薬散を選択します。

2. 月経異常

症状と所見	処方

● 比較的体力がある（実証）

　　肩こり、下腹部痛
　　実熱証ののぼせ、便秘　　→　桃核承気湯（とうかくじょうきとう）

● 体力は中等度（中間証）

　　肩こり、頭痛、不正性器出血、不妊症　　→　桂枝茯苓丸（けいしぶくりょうがん）

　　多愁訴、イライラ、不安、怒りっぽい　　→　加味逍遙散（かみしょうようさん）

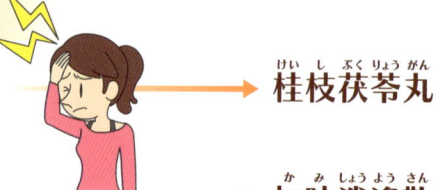

● 体力がない（虚証）

　　貧血傾向、冷え、易疲労感、
　　浮腫、めまい　　→　当帰芍薬散（とうきしゃくやくさん）

　　月経痛　　→　芍薬甘草湯（しゃくやくかんぞうとう）（頓服で服用）

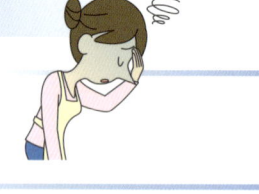

　　産後の生理不順、産後の精神不安　　→　芎帰調血飲（きゅうきちょうけついん）

　　皮膚枯燥、冷え　　→　四物湯（しもつとう）

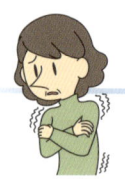

　　月経過多、子宮出血　　→　芎帰膠艾湯（きゅうききょうがいとう）

 **1 point advice**

　西洋医学では月経異常をホルモンバランスの乱れと考え、ホルモン療法が用いられることもありますが、副作用が懸念されることから、多くの患者さんは漢方治療を望まれます。
　漢方医学では月経の異常を瘀血と捉えて、駆瘀血剤の代表的な漢方処方である桂枝茯苓丸や桃核承気湯などを選択します。また、月経痛には芍薬甘草湯の頓用、産後の生理不順や精神不安には芎帰調血飲など、患者さんの訴える症状、思春期から更年期に至る年齢の違いや病態、精神状態などに応じて処方を選択します。
　現代病としての月経異常では、ストレスだけでなく、無理なダイエットや冷えも原因となっている場合がありますので、患者さんの背景に何があるかを見極めることも重要です。

V. 産婦人科疾患

1. 蕁麻疹

症状と所見	処方

● **第一選択（急性期・慢性期ともに）**

皮膚の乾燥、発疹、発赤、胸脇苦満 → 十味敗毒湯（じゅうみはいどくとう）

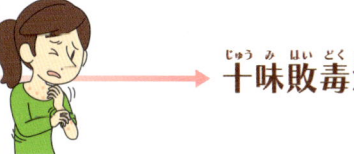

● **急性期**

● 体力がある → 葛根湯（かっこんとう）

● 体力に関係なく → 升麻葛根湯（しょうまかっこんとう）

寒冷蕁麻疹 → 麻黄附子細辛湯（まおうぶしさいしんとう）／真武湯（しんぶとう）

心因性蕁麻疹 → 加味逍遙散（かみしょうようさん）

● **慢性期**

● 比較的体力がある（実証）

発汗、浮腫 → 越婢加朮湯（えっぴかじゅつとう）

● 体力は中等度（中間証）〜体力がない（虚証）

月経不順、精神不安、肩こり → 加味逍遙散（かみしょうようさん）

浮腫、口渇 → 茵蔯五苓散（いんちんごれいさん）

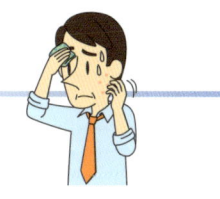

神経質 → 香蘇散（こうそさん）

1 point advice

　蕁麻疹は、皮膚の紅斑や膨疹と痒みを伴う疾患です。蕁麻疹の治療の基本は、蕁麻疹の原因および悪化因子の除去・回避と、ヒスタミンH₁受容体拮抗薬（抗ヒスタミン薬）の内服ですが、抗ヒスタミン薬に治療抵抗性の蕁麻疹も少なくありません。
　蕁麻疹の漢方治療において、基本となる処方は十味敗毒湯です。蕁麻疹の治療は、急性期と慢性期に分けて考える必要がありますが、十味敗毒湯はいずれにおいても第一選択薬です。ただし、急性期で全身性の蕁麻疹には、西洋医学的治療との併用も考慮する必要があります。
　蕁麻疹には急性蕁麻疹・慢性蕁麻疹以外にも様々な病型がありますので、患者さんの皮膚の状態と証を見極めて適切な処方を選択することが重要です。

Ⅵ．皮膚疾患

2. 皮膚瘙痒症

| 症 状 と 所 見 | 処　方 |

● **比較的体力がある（実証）**

のぼせ、イライラ、不眠 → 黄連解毒湯（おうれんげどくとう）

便秘、口渇、腹部膨満感、尿量減少傾向 → 茵蔯蒿湯（いんちんこうとう）

分泌物が多い化膿性湿疹 → 消風散（しょうふうさん）

残尿感、とくに陰部瘙痒症 → 竜胆瀉肝湯（りゅうたんしゃかんとう）

● **体力は中等度（中間証）**

のぼせ、口渇
- → 皮膚の色つやが悪い → 温清飲（うんせいいん）／十全大補湯（じゅうぜんたいほとう）
- → 発汗 → 白虎加人参湯（びゃっこかにんじんとう）

発赤を伴い、分泌物が多い慢性湿疹 → 十味敗毒湯（じゅうみはいどくとう）

分泌物が多く、便秘を伴う → 治頭瘡一方（ちづそういっぽう）

● **体力がない（虚証）**

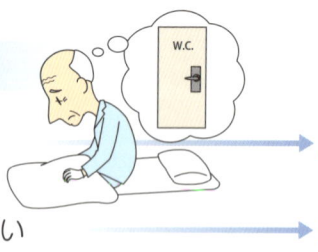

夜間頻尿、排尿困難、口渇、腰痛、四肢の冷え → 八味地黄丸（はちみじおうがん）

高齢者で皮膚が乾燥して、夜間に痒い → 当帰飲子（とうきいんし）

1 point advice

　皮膚に痒みを来すような皮疹がないにも関わらず痒みを訴える場合、皮膚瘙痒症を考えます。皮膚瘙痒症には全身性皮膚瘙痒症と限局性皮膚瘙痒症がありますが、特に全身性皮膚瘙痒症の原因の多くは皮膚の乾燥（ドライスキン）ですので、入浴後の保湿剤の塗布や入浴方法などの生活指導が重要です。
　高齢者のドライスキンで夜間に痒みを強く訴える場合は、当帰飲子が第一選択になります。また、夜間頻尿などがある場合は八味地黄湯を選択するなど、高齢者では地黄剤を主に、患者さんの体力や症状によって処方を選択します。

VI・皮膚疾患

3. にきび

症状と所見 → 処方

● 比較的体力がある（実証）

赤ら顔、暑がり、イライラを伴う → **黄連解毒湯**（おうれんげどくとう）

月経前に増悪する、便秘傾向、のぼせ → **桃核承気湯**（とうかくじょうきとう）

発赤が強い、化膿部位が多い → **清上防風湯**（せいじょうぼうふうとう）

● 体力は中等度（中間証）

化膿の初期 → **十味敗毒湯**（じゅうみはいどくとう）

月経痛、生理痛を伴う → **桂枝茯苓丸**（けいしぶくりょうがん）
または**桂枝茯苓丸加薏苡仁**（けいしぶくりょうがんかよくいにん）

顔が浅黒く、手掌に汗をかく → **荊芥連翹湯**（けいがいれんぎょうとう）

● 体力がない（虚証）

月経前に増悪する、色白 → **当帰芍薬散**（とうきしゃくやくさん）

 **1 point advice**

　にきびは「痤瘡」とも呼ばれ、皮脂腺の分泌過多、毛穴の狭窄や細菌感染などが原因とされています。
　思春期のにきびは、皮脂の分泌を促進する男性ホルモンが多いために発症したり悪化することがありますので、チョコレートなどの刺激物を控えるなどの生活指導も大切です。
　20歳代以降のにきびは、ストレス、冷え、不規則な生活などによるホルモンバランスの乱れも大きな原因となります。高価な洗顔石鹸を使用するよりも、身体の内側からの治療が必要であり、漢方治療が有効です。
　治療の基本は、体表（肌表）の邪を発散除去する十味敗毒湯ですが、生理時に悪化するような場合は駆瘀血剤である桃核承気湯、桂枝茯苓丸、当帰芍薬散などを選択します。

Ⅵ・皮膚疾患

4. アトピー性皮膚炎

症 状 と 所 見	処　方
元気がない・疲れやすい・食欲不振・目や声に力がない	補中益気湯
滲出液が多い・皮膚の赤みが強い	黄連解毒湯 / 治頭瘡一方
└→ 皮膚の乾燥・顔色が悪い	温清飲 / 十全大補湯 / 消風散
└→ 便秘	桃核承気湯
口の乾燥・ほてり・のぼせ・顔面紅潮	白虎加人参湯
手掌のほてりと湿疹、口唇乾燥	温経湯
赤い丘疹	十味敗毒湯
乾燥した皮疹	当帰飲子
皮膚が浅黒く乾燥・手掌の発汗・通年性の鼻炎	荊芥連翹湯

1 point advice

　元気がない・疲れやすい・食欲がない・目や声に力がない、などの「気虚」の症状を呈する患者さんには補中益気湯が有効です。このような患者さんを対象に実施された二重盲検比較試験で、補中益気湯の服用によりステロイド外用薬やタクロリムス（プロトピック®）の減量が可能となっただけでなく、皮膚症状の改善傾向が認められたと報告されています。

　アトピー性皮膚炎の治療では、痒みを抑えることが重要です。しかし、強い痒みを漢方治療だけで治療することは難しいため、抗ヒスタミン薬の併用も必要です。また、皮膚の炎症が強い場合はステロイド外用薬の併用が必要となることもあります。このように、西洋医学的治療を上手に組み入れることもアトピー性皮膚炎の治療には重要です。

1. 咽喉頭異常感症

症状と所見	処方

● **比較的体力がある（実証）**

便秘、脇腹や腹部の膨満感、強い胸脇苦満、うつ病 → **大柴胡湯**（合半夏厚朴湯）

● **体力は中程度（中間証）**

基本処方

かすれ声、動悸、不安、抑うつ傾向 → **半夏厚朴湯**

不眠、不安感、動悸、気うつ、臍上悸
（柴朴湯よりも実証） → **柴胡加竜骨牡蛎湯**（合半夏厚朴湯）

中等度の胸脇苦満、咳嗽、気うつ感、動悸 → **柴朴湯**

● **体力がない（虚証）**

自律神経失調症、冷えのぼせ、
更年期障害、便秘 → **加味逍遙散**

弱い胸脇苦満、やせ型、冷え、神経過敏 → **柴胡桂枝乾姜湯**（合半夏厚朴湯）

うつ傾向が強い → **抑肝散加陳皮半夏**

神経質、胃腸虚弱 → **香蘇散**

1 point advice

　咽喉頭異常感症は漢方薬が最も有効な疾患の一つと言えます。「喉に何かひっかかっている感じ」は、梅核気あるいはヒステリー球とも言われますが、神経症など精神疾患の患者さんによくみられる症状でもあります。
　漢方医学的には、気の巡りが悪い状態（気鬱）によって生じると考えられます。したがって、咽喉頭異常感症の漢方治療は、半夏や厚朴などの理気剤が配合された半夏厚朴湯を基本に処方を組み立てます。
　ただし、咽喉頭異常感を訴える患者さんの中には食道などに器質的な病変を伴う場合や、逆流性食道炎などの疾患が背景にある場合も考慮する必要がありますので、治療に先立ってきちんと問診と検査をする必要があります。

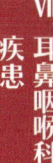

2. アレルギー性鼻炎

症状と所見	処方

季節性（花粉症）

● くしゃみ、鼻汁、鼻閉　【第一選択】 → 小青竜湯（しょうせいりゅうとう）

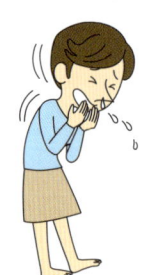

● 大量の鼻汁、鼻閉がある場合 → 小青竜湯（しょうせいりゅうとう）＋五苓散（ごれいさん）

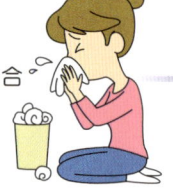

● 高齢者や虚弱の人など冷えが強い場合 → 麻黄附子細辛湯（まおうぶしさいしんとう）

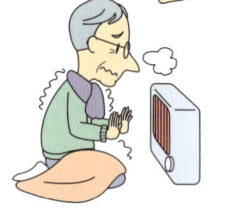

● 麻黄配合剤が使えない患者さん → 苓甘姜味辛夏仁湯（りょうかんきょうみしんげにんとう）

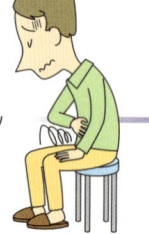

● 軽い胸脇苦満、寝汗、臍上悸、冷えの場合 → 柴胡桂枝乾姜湯（さいこけいしかんきょうとう）

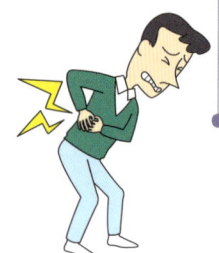

通年性

● 後頸部痛を伴う場合 → 葛根湯（かっこんとう）

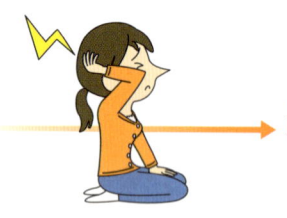

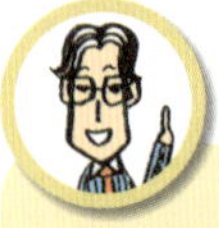

1 point advice

　アレルギー性鼻炎の治療には、第2世代抗ヒスタミン薬が一般的に用いられますが、ほとんど眠気の副作用がない漢方薬を多くの患者さんが希望されます。

　花粉症のような季節性のアレルギー性鼻炎には、小青竜湯が非常に有効であり、第一選択薬です。鼻汁や鼻閉が顕著な場合は小青竜湯をベースに、就寝前の五苓散の服用がより効果的です。また、冷えやすく、身体を温める力の弱い高齢者や虚弱な患者さんには、附子を含む麻黄附子細辛湯、麻黄（エフェドリン）の配合剤が使えない患者さんには苓甘姜味辛夏仁湯、胸脇苦満や臍上悸、冷えのある患者さんには柴胡桂枝乾姜湯が有効です。

　通年性のアレルギー性鼻炎で後頸部痛を伴う場合には、葛根湯を選択します。

3. めまい・ふらつき

症状と所見 → 処方

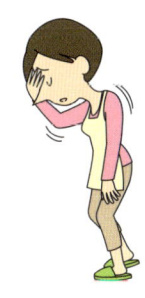

- 立ちくらみタイプ
- 低血圧

→ **苓桂朮甘湯**（りょうけいじゅつかんとう）

- 回転性のめまい
- 冷え
- 下痢

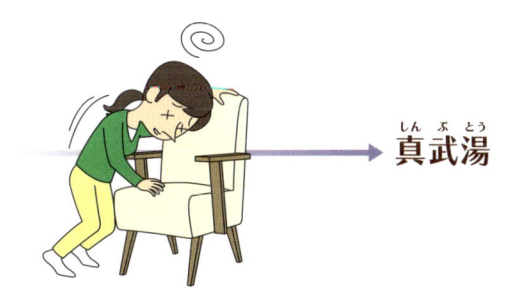

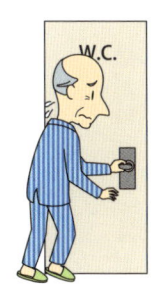

→ **真武湯**（しんぶとう）

- 夜間頻尿
- 排尿困難

→ **八味地黄丸**（はちみじおうがん）

- 食欲不振
- 寝汗
- パワー不足

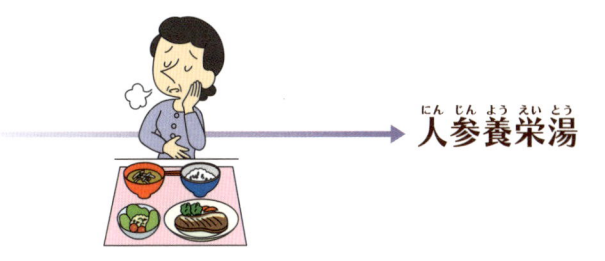

→ **人参養栄湯**（にんじんようえいとう）

1 point advice

　めまいには、起立性低血圧などによる立ちくらみタイプと、メニエール症候群の患者さんに多い回転性めまいのタイプがあります。

　立ちくらみタイプには苓桂朮甘湯が第一選択であり、回転性めまいのタイプで冷え・下痢を伴う場合は真武湯が効果的です。また、胃腸虚弱で下肢の冷えがある場合には半夏白朮天麻湯（はんげびゃくじゅつてんまとう）がよいこともあります。

　高齢患者さんで夜間頻尿や排尿困難、腰痛、下腹部軟弱（小腹不仁）を伴う場合は八味地黄丸を選択しますが、普段から八味地黄丸を服用している高齢患者さんの一時的な強いめまいには苓桂朮甘湯の選択も考慮します。

　また、食欲不振や寝汗などを伴う場合はパワー不足と考えて、気、血を補う人参養栄湯を選択します。

VII. 耳鼻咽喉科疾患

4. 反復性中耳炎・滲出性中耳炎

| 症状と所見 | 処方 |

● 比較的体力がある（実証）

急性期 → 葛根湯 / 葛根湯加川芎辛夷

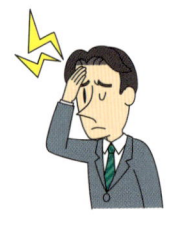

頭痛、脇腹のつかえ感、イライラ、胸脇苦満、便秘 → 大柴胡湯

● 体力は中等度（中間証）

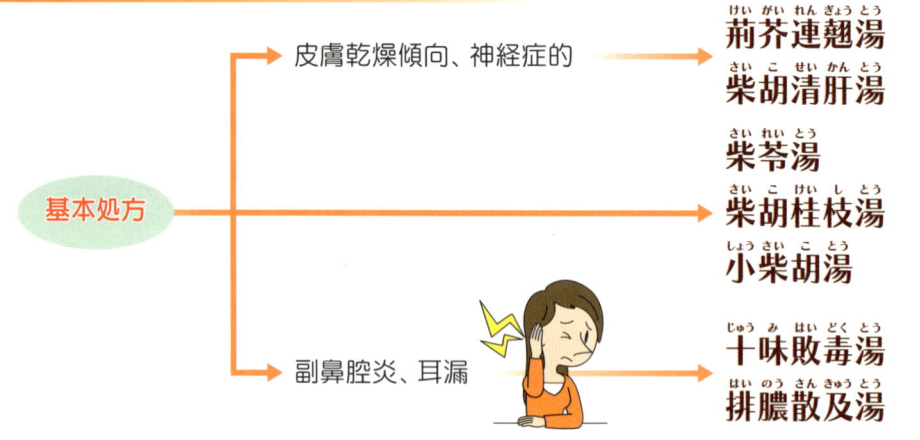

基本処方：
- 皮膚乾燥傾向、神経症的 → 荊芥連翹湯 / 柴胡清肝湯
- （基本処方）→ 柴苓湯 / 柴胡桂枝湯 / 小柴胡湯
- 副鼻腔炎、耳漏 → 十味敗毒湯 / 排膿散及湯

● 体力がない（虚証）

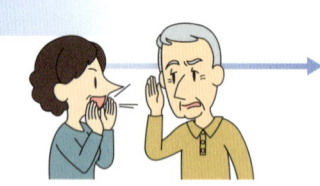

疲労感、貧血傾向、反復性化膿 → 十全大補湯 / 柴胡桂枝乾姜湯

1 point advice

　急性中耳炎の治療には必ずしも漢方治療が適しているとは言えず、西洋医学的治療を優先した方が良い場合が多いですが、反復性中耳炎には漢方薬が有効です。成人の反復性中耳炎の基本処方は荊芥連翹湯ですが、患者さんの証にしたがって漢方薬を選択します。

　滲出性中耳炎は、耳の聞こえが悪くなる、耳が詰まったような感じ、耳鳴りなどの症状がありますが、高齢者では本人が気付かない場合も少なくないので、周りの人が早く気付いてあげることも重要です。

　成人の滲出性中耳炎は、水滞の病態と捉えることができるため、利水作用を有する柴苓湯が第一選択となります。炎症が軽微な慢性期には漢方薬が有効ですが、増悪期には抗生物質の併用も必要です。

1. 変形性膝関節症

| 症状と所見 | 処方 |

第一選択
防已黄耆湯

水がたまる
他の関節の痛みを伴う
→ **防已黄耆湯**
　＋ 桂枝加(苓)朮附湯

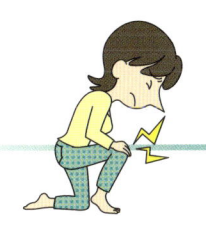

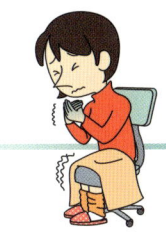

さらに温めたいとき
→ **防已黄耆湯**
　＋ 桂枝加(苓)朮附湯
　＋ ブシ末

1 point advice

　変形性膝関節症は関節の老化を基盤に生ずる疾患で、漢方医学的には精力や体力が衰える「腎虚」、さらに瘀血や水毒が原因と考えられます。
　変形性膝関節症と診断したら、迷わず防已黄耆湯を選択します。防已黄耆湯は、患者さんの症状にかかわらず適応します。さらに、関節に水がたまる、肩をはじめ他の関節に痛みを伴う場合は桂枝加(苓)朮附湯を併用し、さらに冷えと痛みが強い場合は、ブシ末(1～3g)を加えます。
　効果発現までに1ヵ月はかかりますが、尿の出がよくなる、浮腫がとれるなど、水毒に伴う症状の改善が服用後かなり早い時期に現れます。また、痛みを軽減しますので、鎮痛剤の用量を減らすこともできます。

VIII・整形外科疾患

2. 腰痛

症状と所見 → 処方

身体が冷える
浮腫傾向
疲れやすい
頻尿
→ **苓姜朮甘湯**（りょうきょうじゅつかんとう）
（冷えが強い時は、ブシ末を加える）

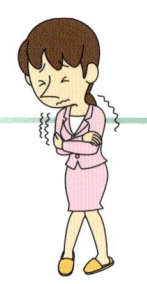

やせ型
特に下半身の冷え
冷えると痛みが強い

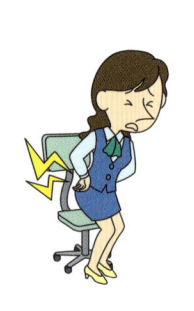

→ **急性の痛み**
こむら返りが頻発 （腹直筋の緊張）
→ **芍薬甘草湯**（しゃくやくかんぞうとう）
（冷えが強い時は、ブシ末を加える）

→ **慢性の痛み**
冷えると痛みが強くなる
（特に冬期） （鼠径部の圧痛）
→ **当帰四逆加呉茱萸生姜湯**（とうきしぎゃくかごしゅゆしょうきょうとう）

排尿の異常、小腹不仁
→ **八味地黄丸**（はちみじおうがん）
牛車腎気丸（ごしゃじんきがん）

下肢部の圧痛（瘀血）
→ **疎経活血湯**（そけいかっけつとう）

1 point advice

　腰痛の原因は骨粗鬆症、腰部脊柱管狭窄症、椎間板ヘルニアなど様々であり、その原因によっては西洋医学的治療を優先することも考慮する必要があります。

　冷房で身体を冷やしやすい環境で仕事をしている患者さんが訴える腰痛には、温めながら「水」をさばく作用のある苓姜朮甘湯が効果的であり、さらに冷えが強いときにはブシ末を加えます。

　特に、冷えを有する患者さんの腰痛は、急性の痛みか慢性の痛みかの見極めも重要です。急性で強い痛みを伴う腰痛の第一選択は芍薬甘草湯、慢性の腰痛で、特に冬期に強くなる痛みには、当帰四逆加呉茱萸生姜湯を選択します。また、排尿の異常や小腹不仁を伴う場合は八味地黄丸、下腹部の圧痛（瘀血）がある場合には疎経活血湯を選択します。

VIII・整形外科疾患

3. 関節リウマチ

症状と所見	処方
局所に熱を持ち、腫れが強い場合	桂芍知母湯（けいしゃくちもとう） 越婢加朮湯（えっぴかじゅつとう） ＋桂枝湯（けいしとう） （桂枝二越婢一湯）（けいしにえっぴいっとう）
麻黄が使えない場合・ 熱を持たずに関節が腫れている場合	桂枝加（苓）朮附湯（けいしかりょうじゅつぶとう） 防已黄耆湯（ぼういおうぎとう）
ステロイド剤を使用している場合	ステロイド剤 ＋柴苓湯（さいれいとう）

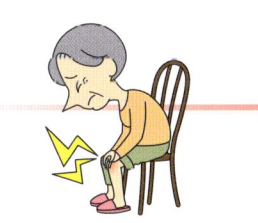

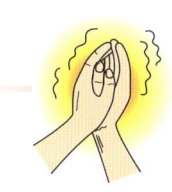

1 point advice

　早期には麻黄剤や利水剤で症状をとることが重要です。膝関節に腫脹と熱感があり骨破壊もあるような場合は、桂芍知母湯や越婢加朮湯と桂枝湯の併用（桂枝二越婢一湯）を用います。また、麻黄（エフェドリン）による胃腸障害や循環器系などの副作用が懸念される場合や、熱を持たずに関節が腫れている場合には桂枝加（苓）朮附湯を選択します。

　関節リウマチの西洋医学的治療でステロイド剤を使用している場合は、柴苓湯を併用することでステロイド剤の効果を高め、ステロイド剤の用量を減らす可能性があります。また、ステロイド剤を使用していない場合でも柴苓湯が有効な患者さんも多くいらっしゃいます。柴苓湯はいわば漢方薬の抗リウマチ薬（DMARD）と言えます。

4. 肩こり

| 症状と所見 | 処方 |

● 比較的体力がある（実証）

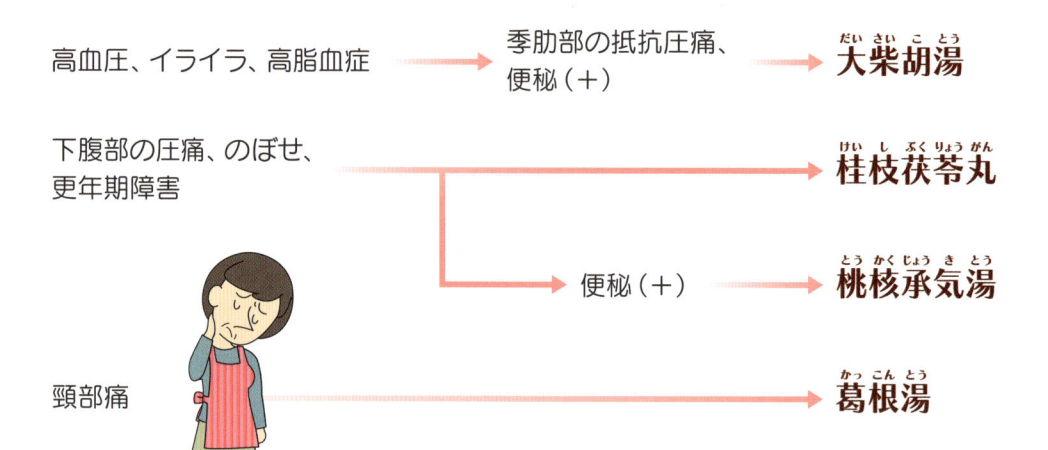

- 高血圧、イライラ、高脂血症 → 季肋部の抵抗圧痛、便秘（＋） → **大柴胡湯**（だいさいことう）
- 下腹部の圧痛、のぼせ、更年期障害 → **桂枝茯苓丸**（けいしぶくりょうがん）
  - 便秘（＋） → **桃核承気湯**（とうかくじょうきとう）
- 頸部痛 → **葛根湯**（かっこんとう）

● 比較的体力がない（中間証〜虚証）

- 胸脇苦満（左季肋部の抵抗・圧痛）、横に広がる肩こり → **柴胡桂枝湯**（さいこけいしとう）
- 更年期障害、怒りっぽい、多愁訴 → **加味逍遙散**（かみしょうようさん）
- 冷え、貧血、顔色不良、浮腫（＋） → **当帰芍薬散**（とうきしゃくやくさん）

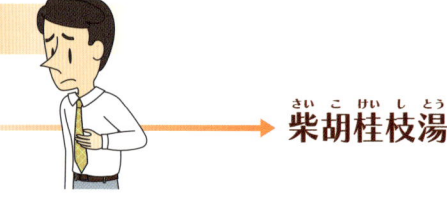

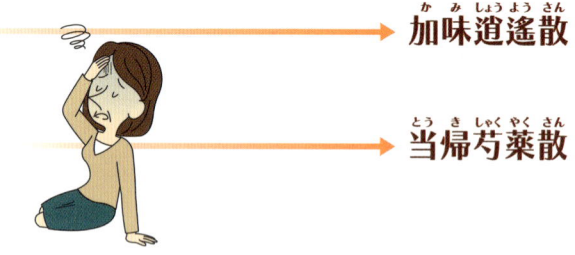

1 point advice

　肩こりは日本人に多い症状とされますが、その原因は、内臓や目・鼻などの疾患、月経関連症状、筋力の低下、長時間同じ姿勢で座ること、精神的なストレスなど、多岐にわたります。また、背後に内臓疾患や変形性頸椎症などの整形外科的疾患が隠れている可能性もありますので、注意が必要です。

　漢方治療の基本は、身体を温め瘀血を改善することです。肩こりの基本処方は葛根湯であり、特に「五十肩」の代表的な処方です。下腹部の圧痛・のぼせ・更年期障害の場合は桂枝茯苓丸が有効です。また、軽い運動やリラックスすること、マッサージ等も症状の軽快に役立ちます。

　余談ですが、「肩が凝る」という言葉は、夏目漱石が作中で用いた後、広く使われるようになったと言われています。

5. 神経痛

症状と所見 / 処方

● 比較的体力がある（実証）

口渇、浮腫、
尿量減少、関節痛　→ 越婢加朮湯（えっぴかじゅつとう）

● 体力は中等度（中間証）

冷えのぼせ、下腹部の圧痛、
肩こり　→ 桂枝茯苓丸（けいしぶくりょうがん）

三叉神経痛　→ 立効散（りっこうさん）

関節腫脹、しびれ、運動障害　→ 薏苡仁湯（よくいにんとう）

● 体力がない（虚証）

四肢や下腹部の冷え、
しもやけ、腰痛　→ 当帰四逆加呉茱萸生姜湯（とうきしぎゃくかごしゅゆしょうきょうとう）

関節変形・腫脹、筋萎縮　→ 桂芍知母湯（けいしゃくちもとう）

冷えを伴う痛み、関節変形のない痛み　→ 桂枝加（苓）朮附湯（けいしか りょう じゅつぶとう）

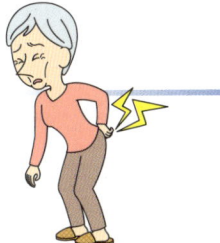

腰痛、皮膚乾燥
　→ 夜間頻尿、口渇　→ 八味地黄丸（はちみじおうがん）
　→ 下腹部の圧痛　→ 疎経活血湯（そけいかっけつとう）

腰と下肢の冷え、多尿　→ 苓姜朮甘湯（りょうきょうじゅつかんとう）

1 point advice

　神経痛には、三叉神経痛、肋間神経痛、坐骨神経痛などがあり、痛みの部位も上半身から下半身までさまざまです。また、比較的寒い時期に症状が出現することが多いですが、その原因は明らかではなく、症状も継続的な軽い痛みから強い瞬間的な痛みまでとさまざまです。
　漢方医学では神経痛は「痺証（風・寒・湿の3種の邪が経絡を侵襲し、肢体や関節のしびれ・疼痛を生じる病証）」とされており、実際に寒冷や湿気などによって発病したり、悪化したりします。したがって、身体を温める処方や利水作用を有する処方が用いられます。
　激烈な痛みには、抗けいれん薬や鎮痛薬の内服も考慮しますし、手術や神経ブロックなどの外科的な処置が必要となる場合があることは言うまでもありません。

膀胱炎

症状と所見 → 処方

- 急性・劇症 → 抗菌薬 ＋猪苓湯（ちょれいとう）

- 反復性・慢性
  - 不眠・イライラなどの精神症状、虚証 → 清心蓮子飲（せいしんれんしいん）
  - 冷え、小腹不仁 → 八味地黄丸（はちみじおうがん）
  - がっちりした体格 → 竜胆瀉肝湯（りゅうたんしゃかんとう）

1 point advice

　膀胱炎には、主に急性膀胱炎と慢性膀胱があります。
　急性膀胱炎は細菌性の感染症ですので抗菌薬が有効ですが、猪苓湯を2～3日間併用することによって、抗菌薬の効果を高めたり、早期に抗菌薬を減量することができるというメリットがあります。
　一方、反復性や慢性膀胱炎は、急性膀胱炎の慢性化の他にも間質性膀胱炎のような非細菌性の膀胱炎がありますが、漢方治療のよい適応となります。
　不眠やイライラなどの精神症状を伴う場合は清心蓮子飲、冷えや小腹不仁を伴う場合は八味地黄丸、がっちりした体格の患者さんには竜胆瀉肝湯を選択します。
　治療効果判定の目安は、体力低下が著しい場合は約1ヵ月、それ以外（女性の多く）は1～2週間です。

（補足）用語解説　―本書に頻出します用語のみを解説します―

気

「元気」の気、「気合」の気です。気とは目に見えない生命エネルギーであり、生体における精神活動、機能活動を「気」と名付けています。

- **気虚**：生命活動の根源的エネルギーである「気」の絶対量に不足を生じた状態であり、生命体としての活力が低下します。「気」の量が不足する原因としては気の産生の低下と、気の消費量の増加があります。気力減退、易疲労感、食欲不振などの症状を呈します。治療には人参、白朮、黄耆、甘草などの**補気薬**が処方された漢方薬（補中益気湯、建中湯類など）を用います。
- **気鬱**：「気」がうまく循環せず、停滞を来した病態です。停滞した部位により症状は様々ですが、抑うつ傾向、喉のつかえ感、腹部膨満感などから診断されます。治療には、厚朴、紫蘇葉などが配合された**理気薬**（半夏厚朴湯、香蘇散など）を用います。
- **気逆**：「気」は量が保たれた身体の中を、頭部から下肢、あるいは中心部から末梢に向かって流れていますが、これが頭部に集中した病態です。治療には、桂枝、黄連などが配合された処方（苓桂朮甘湯、黄連湯など）を用います。

血

身体を潤し、栄養を与える体液で、赤い色をしたものが「血」です。「気」の働きを担って身体内を循環しています。

- **血虚**：生体を支える「血」の量が不足している病態で、「血」を十分に作り出せないか、その消耗が激しいためかのどちらかに原因があります。皮膚のかさつきや血行不良、過少月経などを呈します。治療には、地黄、芍薬、当帰などが配合された処方（十全大補湯、四物湯など）を用います。
- **瘀血**：「血」の流通がうまくゆかず、流れが途絶した病態です。停滞した「血」はその作用を果たさず、かえって有害なものとなります。治療は、桃仁、牡丹皮、芍薬、当帰、川芎などが配合された**駆瘀血薬**（桂枝茯苓丸、当帰芍薬散、桃核承気湯など）を用います。

水

「血」と兄弟のようなもので、「血」と同様に身体を潤し、栄養を与える体液で、無色の液体です。「水」も「気」の働きを担って身体内を循環しています。

- **水滞（水毒）**：「水」の異常のことを「水滞」または「水毒」といいます。「水」が身体の一定の部位に停滞すると、その部分の気血の巡りが妨げられ、さまざまな症状が引き起こされます。治療には白朮、茯苓、猪苓、沢瀉などの配合された**利水薬**（五苓散、猪苓湯など）を用います。

虚・実

「虚」は空虚のことで、患部に動員された気血が乏しい状態です。「実」とは充実の意味で、反応の場に気血が豊富に動員されている状態です。

(補足) 用語解説

胸脇苦満
きょうきょうくまん

所見として、肋骨弓の下内側に指を入れると苦しく、重圧感のあるものです。

心下痞鞕
しんかひこう

みぞおちの抵抗や圧痛のことです。

臍上悸
さいじょうき

腹部大動脈拍動が亢進している状態であり、所見として臍の上部の正中線上または左側に手掌や指頭を軽く置いた状態で腹部大動脈の拍動を触知します。気逆に水滞を兼ねた病態を示します。

小腹不仁
しょうふくふじん

小腹とは臍から下であり、不仁とは知覚の低下や緊張が弱いことです。所見として、下腹部が軟弱無力で、圧迫すると腹壁が容易に陥没し、按圧する指が腹壁に入ってしまいます。

肺熱
はいねつ

熱邪が肺と灼傷して生じる病証であり、咳嗽・黄色粘稠な痰などがみられます。

イラストでわかる！
まずは使ってみよう
漢方薬

医療用漢方製剤一覧

　医療用漢方製剤を製造・販売している製薬企業の中で、代表的な株式会社ツムラ、クラシエ薬品株式会社、小太郎漢方製薬株式会社の製剤を紹介します。各社によって、効能・効果、構成生薬および配合量が異なるため、使用に当たっては添付文書をご参照ください。

凡例

1日量	カプセル数：Cap 錠数　　　：T

安中散（あんちゅうさん）

メーカー	ツムラ 顆粒5	クラシエ 細粒KB-5 EK-5	コタロー 細粒N5 / カプセルNC5
効能・効果	やせ型で腹部筋肉が弛緩する傾向にあり、胃痛または腹痛があって、ときに胸やけ、げっぷ、食欲不振、はきけなどを伴う次の諸症：**神経性胃炎、慢性胃炎、胃アトニー**	やせ型で腹部筋肉が弛緩する傾向にあり、胃痛または腹痛があって、ときに胸やけ、げっぷ、食欲不振、はきけなどを伴う次の諸症：**神経性胃炎、慢性胃炎、胃アトニー**	細粒 冷え症、神経質で、胃痛や胸やけのあるもの。**胃腸病、胃炎、胃酸過多症、胃潰瘍による胃痛** カプセル やせ型で腹部筋肉が弛緩する傾向にあり、胃痛または腹痛があって、ときに胸やけ、げっぷ、食欲不振、はきけなどを伴う次の諸症：**神経性胃炎、慢性胃炎、胃アトニー**

生薬・分量		ツムラ	クラシエ	コタロー 細粒	コタロー カプセル
	桂皮	4.0	4.0	4.0	
	延胡索	3.0	3.0	3.0	
	牡蛎	3.0	3.0	3.0	
	茴香	1.5	1.5	1.5	
	甘草	1.0	1.0	1.0	
	縮砂	1.0	1.0	1.0	
	良姜	0.5	0.5	0.5	
	合計(g)	14.0	14.0	14.0	
エキス量(g)		1.5	1.2	1.5	
1日量(g)		7.5	6.0	6.0	6Cap(2.04)

胃苓湯（いれいとう）

メーカー	ツムラ 顆粒115	クラシエ	コタロー
効能・効果	水瀉性の下痢、嘔吐があり、口渇、尿量減少を伴う次の諸症：**食あたり、暑気あたり、冷え腹、急性胃腸炎、腹痛**		

生薬・分量		ツムラ
	厚朴	2.5
	陳皮	2.5
	沢瀉	2.5
	猪苓	2.5
	蒼朮	2.5
	白朮	2.5
	茯苓	2.5
	桂皮	2.0
	生姜	1.5
	大棗	1.5
	甘草	1.0
	合計(g)	23.5
エキス量(g)		4.25
1日量(g)		7.5

茵蔯蒿湯（いんちんこうとう）

メーカー	ツムラ 顆粒135	クラシエ 細粒KB-402 EK-402	コタロー 細粒N135 / カプセルNC135
効能・効果	尿量減少、やや便秘がちで比較的体力のあるものの次の諸症：**黄疸、肝硬変症、ネフローゼ、じんましん、口内炎**	口渇があり、尿量少なく、便秘するものの次の諸症：**蕁麻疹、口内炎**	細粒 口渇があり、尿量少なく、便秘するものの次の諸症：**ジンマ疹、口内炎** カプセル 咽喉がかわき、胸苦しく、便秘するもの、あるいは肝臓部に圧痛があって黄疸を発するもの。**ジンマ疹、口内炎、胆嚢炎**

生薬・分量		ツムラ	クラシエ	コタロー 細粒	コタロー カプセル
	茵蔯蒿	4.0	4.0	4.0	
	山梔子	3.0	3.0	3.0	
	大黄	1.0	1.0	1.0	
	合計(g)	8.0	8.0	8.0	
エキス量(g)		1.5	1.4	1.9	
1日量(g)		7.5	6.0	6.0	6Cap(2.16)

茵蔯五苓散(いんちんごれいさん)

メーカー		ツムラ 顆粒117	クラシエ	コタロー
効能・効果		のどが渇いて、尿が少ないものの次の諸症；嘔吐、じんましん、二日酔のむかつき、むくみ		
生薬・分量	沢瀉	6.0		
	蒼朮	4.5		
	猪苓	4.5		
	茯苓	4.5		
	茵蔯蒿	4.0		
	桂皮	2.5		
	合計(g)	26.0		
エキス量(g)		2.75		
1日量(g)		7.5		

温経湯(うんけいとう)

メーカー		ツムラ 顆粒106	クラシエ	コタロー 細粒N106
効能・効果		手足がほてり、唇がかわくものの次の諸症；月経不順、月経困難、こしけ、更年期障害、不眠、神経痛、湿疹、足腰の冷え、しもやけ		冷え症で手掌がほてり、口唇が乾燥しやすいつぎの諸症に用いる。指掌角皮症、更年期神経症、月経不順、月経過多、月経痛、頭痛、腰痛、帯下
生薬・分量	麦門冬	4.0		4.0
	半夏	4.0		4.0
	当帰	3.0		3.0
	甘草	2.0		2.0
	桂皮	2.0		2.0
	芍薬	2.0		2.0
	川芎	2.0		2.0
	人参	2.0		2.0
	牡丹皮	2.0		2.0
	呉茱萸	1.0		1.0
	生姜	1.0		0.5
	阿膠	2.0		−
	ゼラチン	−		(2.0)*
	合計(g)	27.0		24.5
エキス量(g)		5.0		6.0+(2.0)*
1日量(g)		7.5		12.0

＊生薬末

温清飲(うんせいいん)

メーカー		ツムラ 顆粒57	クラシエ 細粒KB-57 EK-57	コタロー 細粒N57
効能・効果		皮膚の色つやが悪く、のぼせるものに用いる：月経不順、月経困難、血の道症、更年期障害、神経症	皮膚の色つやが悪く、のぼせるものの次の諸症：月経不順、月経困難、血の道症、更年期障害、神経症	皮膚の色つやが悪く、のぼせるものに用いる：月経不順、月経困難、血の道症、更年期障害、神経症
生薬・分量	地黄	3.0	3.0	4.0
	当帰	3.0	3.0	4.0
	川芎	3.0	3.0	3.0
	芍薬	3.0	3.0	3.0
	黄芩	1.5	1.5	3.0
	黄柏	1.5	1.5	1.5
	黄連	1.5	1.5	1.5
	山梔子	1.5	1.5	2.0
	合計(g)	18.0	18.0	22.0
エキス量(g)		3.75	4.2	6.8
1日量(g)		7.5	6.0	12.0

越婢加朮湯 (えっぴかじゅつとう)

メーカー	ツムラ 顆粒 28	クラシエ	コタロー 細粒 N28
効能・効果	浮腫と汗が出て小便不利のあるものの次の諸症： 腎炎、ネフローゼ、脚気、関節リウマチ、夜尿症、湿疹		咽喉がかわき浮腫または水疱が甚だしく尿量減少または頻尿のもの、あるいは分泌物の多いもの。 腎炎、ネフローゼ、湿疹、脚気
生薬・分量 石膏	8.0		8.0
麻黄	6.0		6.0
蒼朮	4.0		4.0
大棗	3.0		3.0
甘草	2.0		2.0
生姜	1.0		0.8
合計(g)	24.0		23.8
エキス量(g)	3.25		6.0
1日量(g)	7.5		9.0

黄耆建中湯 (おうぎけんちゅうとう)

メーカー	ツムラ 顆粒 98	クラシエ	コタロー
効能・効果	身体虚弱で疲労しやすいものの次の諸症： 虚弱体質、病後の衰弱、ねあせ		
生薬・分量 芍薬	6.0		
黄耆	4.0		
桂皮	4.0		
大棗	4.0		
甘草	2.0		
生姜	1.0		
膠飴	(10.0)*		
合計(g)	21.0		
エキス量(g)	4.75+(10.0)*		
1日量(g)	18.0		

＊生薬末

黄連解毒湯 (おうれんげどくとう)

メーカー	ツムラ 顆粒 15	クラシエ 細粒 KB-15 EK-15 / 錠剤 EKT-15		コタロー 細粒 N15 / カプセル NC15	
効能・効果	比較的体力があり、のぼせぎみで顔色赤く、いらいらする傾向のある次の諸症： 鼻出血、高血圧、不眠症、ノイローゼ、胃炎、二日酔、血の道症、めまい、動悸、湿疹・皮膚炎、皮膚瘙痒症	比較的体力があり、のぼせぎみで顔色赤く、いらいらする傾向のある次の諸症： 鼻出血、高血圧、不眠症、ノイローゼ、胃炎、二日酔、血の道症、めまい、動悸、湿疹・皮膚炎、皮膚瘙痒症		比較的体力があり、のぼせぎみで顔色赤く、いらいらする傾向のある次の諸症： 鼻出血、高血圧、不眠症、ノイローゼ、胃炎、二日酔、血の道症、めまい、動悸、湿疹・皮膚炎、皮膚瘙痒症	
		細粒	錠剤	細粒	カプセル
生薬分量 黄芩	3.0	3.0		3.0	
黄連	2.0	1.5		1.5	
山梔子	2.0	2.0		2.0	
黄柏	1.5	1.5		1.5	
合計(g)	8.5	8.0		8.0	
エキス量(g)	1.5	1.4	1.6	1.8	
1日量(g)	7.5	6.0	18T	6.0	6Cap(2.16)

黄連湯（おうれんとう）

メーカー	ツムラ 顆粒120	クラシエ	コタロー 細粒N120
効能・効果	胃部の停滞感や重圧感、食欲不振のあるものの次の諸症：急性胃炎、二日酔、口内炎		胃部に圧重感があって、食欲減退、腹痛、悪心、嘔吐、口臭、舌苔などがあり、便秘または下痢するもの。胃腸カタル、口内炎、消化不良、胃酸過多症、宿酔
生薬・分量 半夏	6.0		6.0
黄連	3.0		3.0
乾姜	3.0		3.0
甘草	3.0		3.0
桂皮	3.0		3.0
大棗	3.0		3.0
人参	3.0		3.0
合計(g)	24.0		24.0
エキス量(g)	4.0		5.0
1日量(g)	7.5		7.5

乙字湯（おつじとう）

メーカー	ツムラ 顆粒3	クラシエ 細粒KB-3 EK-3	コタロー 細粒N3
効能・効果	病状がそれほど激しくなく、体力が中位で衰弱していないものの次の諸症：キレ痔、イボ痔	大便がかたくて便秘傾向のあるものの次の諸症：痔核（いぼ痔）、きれ痔、便秘	痔核、脱肛、肛門出血、痔疾の疼痛
生薬・分量 当帰	6.0	6.0	6.0
柴胡	5.0	5.0	5.0
黄芩	3.0	3.0	3.0
甘草	2.0	2.0	2.0
升麻	1.0	1.5	1.5
大黄	0.5	1.0	1.0
合計(g)	17.5	18.5	18.5
エキス量(g)	4.0	4.2	5.3
1日量(g)	7.5	6.0	9.0

葛根湯（かっこんとう）

メーカー	ツムラ 顆粒1	クラシエ 細粒KB-1 EK-1 / 錠剤EKT-1		コタロー 細粒N1
効能・効果	自然発汗がなく頭痛、発熱、悪寒、肩こり等を伴う比較的体力のあるものの次の諸症：感冒、鼻かぜ、熱性疾患の初期、炎症性疾患（結膜炎、角膜炎、中耳炎、扁桃腺炎、乳腺炎、リンパ腺炎）、肩こり、上半身の神経痛、じんましん	感冒、鼻かぜ、頭痛、肩こり、筋肉痛、手や肩の痛み		頭痛、発熱、悪寒がして、自然発汗がなく、項、肩、背などがこるもの、あるいは下痢するもの。感冒、鼻かぜ、蓄膿症、扁桃腺炎、結膜炎、乳腺炎、湿疹、蕁麻疹、肩こり、神経痛、偏頭痛
		細粒	錠剤	
生薬・分量 葛根	4.0	8.0	4.0	4.0
大棗	3.0	4.0	3.0	3.0
麻黄	3.0	4.0	3.0	4.0
甘草	2.0	2.0		2.0
桂皮	2.0	3.0	2.0	2.0
芍薬	2.0	3.0	2.0	2.0
生姜	2.0	1.0		1.0
合計(g)	18.0	25.0	17.0	18.0
エキス量(g)	3.75	5.2	3.2	4.8
1日量(g)	7.5	7.5	18T	7.5

葛根湯加川芎辛夷 (かっこんとうかせんきゅうしんい)

メーカー		ツムラ 顆粒 2	クラシエ 細粒 KB-2 EK-2 錠剤 EKT-2		コタロー 細粒 N2
効能・効果		鼻づまり、蓄膿症、慢性鼻炎	鼻づまり、蓄膿症、慢性鼻炎		蓄膿症、慢性鼻炎、鼻閉
			細粒	錠剤	
生薬・分量	葛根	4.0	4.0		4.0
	大棗	3.0	3.0		3.0
	麻黄	3.0	4.0		4.0
	甘草	2.0	2.0		2.0
	桂皮	2.0	2.0		2.0
	芍薬	2.0	2.0		2.0
	辛夷	2.0	3.0		3.0
	川芎	2.0	3.0		3.0
	生姜	1.0	1.0		1.0
	合計(g)	21.0	24.0		24.0
エキス量(g)		4.0	4.7	4.0	5.8
1日量(g)		7.5	7.5	18T	9.0

加味帰脾湯 (かみきひとう)

メーカー		ツムラ 顆粒 137	クラシエ 細粒 KB-49 EK-49 錠剤 EKT-49		コタロー
効能・効果		虚弱体質で血色の悪い人の次の諸症：貧血、不眠症、精神不安、神経症	虚弱体質で血色の悪い人の次の諸症：貧血、不眠症、精神不安、神経症		
			細粒	錠剤	
生薬・分量	黄耆	3.0	2.0		
	柴胡	3.0	3.0		
	酸棗仁	3.0	3.0		
	人参	3.0	3.0		
	茯苓	3.0	3.0		
	遠志	2.0	1.5		
	山梔子	2.0	2.0		
	大棗	2.0	1.5		
	当帰	2.0	2.0		
	甘草	1.0	1.0		
	生姜	1.0	0.5		
	木香	1.0	1.0		
	蒼朮	3.0	—		
	白朮	—	3.0		
	竜眼肉	3.0	3.0		
	合計(g)	32.0	29.5		
エキス量(g)		5.0	5.6	6.0	
1日量(g)		7.5	7.5	27T	

加味逍遙散 (かみしょうようさん)

メーカー	ツムラ 顆粒24	クラシエ 細粒KB-24 EK-24	コタロー 細粒N24
効能・効果	体質虚弱な婦人で肩がこり、疲れやすく、精神不安などの精神神経症状、ときに便秘の傾向のある次の諸症：冷え症、虚弱体質、月経不順、月経困難、更年期障害、血の道症	体質虚弱な婦人で、肩がこり、疲れやすく、精神不安などの精神神経症状、ときに便秘の傾向のある次の諸症：冷え症、虚弱体質、月経不順、月経困難、更年期障害、血の道症	頭痛、頭重、のぼせ、肩こり、倦怠感などがあって食欲減退し、便秘するもの。神経症、不眠症、更年期障害、月経不順、胃神経症、胃アトニー症、胃下垂症、胃拡張症、便秘症、湿疹
生薬・分量 柴胡	3.0	3.0	3.0
芍薬	3.0	3.0	3.0
当帰	3.0	3.0	3.0
茯苓	3.0	3.0	3.0
山梔子	2.0	2.0	2.0
牡丹皮	2.0	2.0	2.0
甘草	1.5	1.5	2.0
生姜	1.0	0.5	1.0
薄荷	1.0	1.0	1.0
蒼朮	3.0	–	–
白朮	–	3.0	3.0
合計(g)	22.5	22.0	23.0
エキス量(g)	4.0	4.1	5.0
1日量(g)	7.5	6.0	7.5

甘草湯 (かんぞうとう)

メーカー	ツムラ	クラシエ 細粒KB-401 EK-401	コタロー
効能・効果		激しい咳、咽喉痛の緩解	
生薬・分量 甘草		8.0	
合計(g)		8.0	
エキス量(g)		1.9	
1日量(g)		6.0	

甘麦大棗湯 (かんばくたいそうとう)

メーカー	ツムラ 顆粒72	クラシエ	コタロー 細粒N72
効能・効果	夜泣き、ひきつけ		小児および婦人の神経症、不眠症
生薬・分量 大棗	6.0		6.0
甘草	5.0		5.0
小麦	20.0		20.0
合計(g)	31.0		31.0
エキス量(g)	3.25		6.3
1日量(g)	7.5		9.0

桔梗湯 (ききょうとう)

メーカー	ツムラ 顆粒138	クラシエ	コタロー
効能・効果	咽喉がはれて痛む次の諸症：扁桃炎、扁桃周囲炎		
生薬・分量 甘草	3.0		
桔梗	2.0		
合計(g)	5.0		
エキス量(g)	1.25		
1日量(g)	7.5		

桔梗石膏（ききょうせっこう）

メーカー	ツムラ	クラシエ	コタロー 細粒 N324
効能・効果			咳嗽あるいは化膿するもの
生薬分量 桔梗			3.0
石膏			10.0
合計(g)			13.0
エキス量(g)			1.4
1日量(g)			6.0

帰脾湯（きひとう）

メーカー	ツムラ 顆粒 65	クラシエ	コタロー
効能・効果	虚弱体質で血色の悪い人の次の諸症：貧血・不眠症		
生薬・分量 黄耆	3.0		
酸棗仁	3.0		
人参	3.0		
白朮	3.0		
茯苓	3.0		
遠志	2.0		
大棗	2.0		
当帰	2.0		
甘草	1.0		
生姜	1.0		
木香	1.0		
竜眼肉	3.0		
合計(g)	27.0		
エキス量(g)	4.5		
1日量(g)	7.5		

芎帰膠艾湯（きゅうききょうがいとう）

メーカー	ツムラ 顆粒 77	クラシエ	コタロー 細粒 N77
効能・効果	痔出血		冷え症で、出血過多により、貧血するもの。痔出血、外傷後の内出血、産後出血、貧血症
生薬・分量 地黄	5.0		6.0
芍薬	4.0		4.5
当帰	4.0		4.5
甘草	3.0		3.0
川芎	3.0		3.0
阿膠	3.0		−
ゼラチン	−		(3.0)*
艾葉	3.0		3.0
合計(g)	25.0		24.0
エキス量(g)	6.0		7.0+(3.0)*
1日量(g)	9.0		15.0

＊生薬末

芎帰調血飲（きゅうきちょうけついん）

メーカー		ツムラ	クラシエ〔太虎堂〕 顆粒 EK-230	コタロー
効能・効果			産後の神経症、体力低下、月経不順	
生薬・分量	当帰		2.0	
	川芎		2.0	
	地黄		2.0	
	白朮		2.0	
	茯苓		2.0	
	陳皮		2.0	
	香附子		2.0	
	牡丹皮		2.0	
	大棗		1.5	
	生姜		1.0	
	甘草		1.0	
	烏薬		2.0	
	益母草		1.5	
	合計(g)		23.0	
エキス量(g)			4.58	
1日量(g)			6.0	

九味檳榔湯（くみびんろうとう）

メーカー		ツムラ	クラシエ	コタロー 細粒 N311
効能・効果				心悸亢進、肩こり、倦怠感があって、便秘の傾向があるもの。脚気、高血圧、動脈硬化、及びこれらに伴う頭痛
生薬・分量	檳榔子			4.0
	厚朴			3.0
	桂皮			3.0
	橘皮			3.0
	蘇葉			1.5
	甘草			1.0
	大黄			1.0
	生姜			1.0
	木香			1.0
	呉茱萸			1.0
	茯苓			3.0
	合計(g)			22.5
エキス量(g)				3.7
1日量(g)				6.0

荊芥連翹湯 (けいがいれんぎょうとう)

メーカー	ツムラ 顆粒 50	クラシエ	コタロー
効能・効果	蓄膿症、慢性鼻炎、慢性扁桃炎、にきび		
生薬・分量 黄芩	1.5		
黄柏	1.5		
黄連	1.5		
桔梗	1.5		
枳実	1.5		
荊芥	1.5		
柴胡	1.5		
山梔子	1.5		
地黄	1.5		
芍薬	1.5		
川芎	1.5		
当帰	1.5		
薄荷	1.5		
白芷	1.5		
防風	1.5		
連翹	1.5		
甘草	1.0		
合計(g)	25.0		
エキス量(g)	4.5		
1日量(g)	7.5		

桂枝加芍薬大黄湯 (けいしかしゃくやくだいおうとう)

メーカー	ツムラ 顆粒 134	クラシエ	コタロー
効能・効果	比較的体力のない人で、腹部膨満し、腸内の停滞感あるいは腹痛などを伴うものの次の諸症： 1：急性腸炎、大腸カタル 2：常習便秘、宿便、しぶり腹		
生薬・分量 芍薬	6.0		
桂皮	4.0		
大棗	4.0		
甘草	2.0		
大黄	2.0		
生姜	1.0		
合計(g)	19.0		
エキス量(g)	4.0		
1日量(g)	7.5		

桂枝加芍薬湯 (けいしかしゃくやくとう)

メーカー	ツムラ 顆粒 60	クラシエ 細粒 KB-60 EK-60 / 錠剤 EKT-60		コタロー 細粒 N60
効能・効果	腹部膨満感のある次の諸症：しぶり腹、腹痛	腹部膨満感のある次の諸症：しぶり腹、腹痛		腹部膨満感のある次の諸症：しぶり腹、腹痛
		細粒	錠剤	
生薬・分量 芍薬	6.0	6.0		6.0
桂皮	4.0	4.0		4.0
大棗	4.0	4.0		4.0
甘草	2.0	2.0		2.0
生姜	1.0	1.0		1.0
合計(g)	17.0	17.0		17.0
エキス量(g)	3.75	3.2		4.5
1日量(g)	7.5	6.0	18T	7.5

桂枝加(苓)朮附湯（けいしか(りょう)じゅつぶとう）

メーカー	ツムラ(桂枝加朮附湯) 顆粒 18	クラシエ(桂枝加苓朮附湯) 細粒 KB-18 EK-18 錠剤 EKT-18		コタロー(桂枝加朮附湯) 細粒 N18
効能・効果	関節痛、神経痛	関節痛、神経痛		冷え症で痛み、四肢に麻痺感があるもの、あるいは屈伸困難のもの。神経痛、関節炎、リウマチ
		細粒	錠剤	
生薬分量 桂皮	4.0	4.0		4.0
芍薬	4.0	4.0		4.0
白朮	−	4.0		−
蒼朮	4.0	−		4.0
大棗	4.0	4.0		4.0
甘草	2.0	2.0		2.0
生姜	1.0	1.0		1.0
茯苓	−	4.0		−
附子末	0.5	0.5		−
炮附子末	−	−		1.0
合計(g)	19.5	23.5		20.0
エキス量(g)	3.75	4.4	4.8	5.3
1日量(g)	7.5	7.5	18T	9.0

桂枝加竜骨牡蛎湯（けいしかりゅうこつぼれいとう）

メーカー	ツムラ 顆粒 26	クラシエ 細粒 KB-26 EK-26	コタロー 細粒 N26
効能・効果	下腹直腹筋に緊張のある比較的体力の衰えているものの次の諸症：小児夜尿症、神経衰弱、性的神経衰弱、遺精、陰萎	体質の虚弱な人で疲れやすく、興奮しやすいものの次の諸症：神経質、不眠症、小児夜泣き、小児夜尿症、眼精疲労	神経症状があり、頭痛、のぼせ、耳鳴りなどを伴って疲労しやすく、臍部周辺に動悸を自覚して排尿回数、尿量ともに増加するもの。神経衰弱、心悸亢進、性的ノイローゼ、陰萎、小児夜尿症、夜驚症、脱毛症
生薬分量 桂皮	4.0	4.0	4.0
芍薬	4.0	4.0	4.0
大棗	4.0	4.0	4.0
牡蛎	3.0	3.0	3.0
竜骨	3.0	3.0	3.0
甘草	2.0	2.0	2.0
生姜	1.5	1.0	1.0
合計(g)	21.5	21.0	21.0
エキス量(g)	3.25	3.2	4.7
1日量(g)	7.5	6.0	7.5

桂枝湯（けいしとう）

メーカー	ツムラ 顆粒 45	クラシエ	コタロー 細粒 N45
効能・効果	体力が衰えたときの風邪の初期		自然発汗があって、微熱、悪寒するもの。感冒、頭痛、神経痛、関節・筋肉リウマチ、神経衰弱
生薬分量 桂皮	4.0		4.0
芍薬	4.0		4.0
大棗	4.0		4.0
甘草	2.0		2.0
生姜	1.5		1.0
合計(g)	15.5		15.0
エキス量(g)	3.0		4.0
1日量(g)	7.5		6.0

桂枝人参湯 (けいしにんじんとう)

メーカー	ツムラ 顆粒82	クラシエ 細粒 KB-82 EK-82	コタロー
効能・効果	胃腸の弱い人の次の諸症：頭痛、動悸、慢性胃腸炎、胃アトニー	胃腸の弱い人の次の諸症：頭痛、動悸、慢性胃腸炎、胃アトニー	
生薬・分量 桂皮	4.0	4.0	
甘草	3.0	3.0	
人参	3.0	3.0	
乾姜	2.0	2.0	
蒼朮	3.0	−	
白朮	−	3.0	
合計(g)	15.0	15.0	
エキス量(g)	2.5	2.7	
1日量(g)	7.5	6.0	

桂枝茯苓丸 (けいしぶくりょうがん)

メーカー	ツムラ 顆粒25	クラシエ 細粒 KB-25 EK-25 錠剤 EKT-25		コタロー 細粒 N25
効能・効果	体格はしっかりしていて赤ら顔が多く、腹部は大体充実、下腹部に抵抗のあるものの次の諸症：子宮並びにその付属器の炎症、子宮内膜炎、月経不順、月経困難、帯下、更年期障害（頭痛、めまい、のぼせ、肩こり等）、冷え症、腹膜炎、打撲傷、痔疾患、睾丸炎	比較的体力があり、ときに下腹部痛、肩こり、頭重、めまい、のぼせて足冷えなどを訴える次の諸症：月経不順、月経異常、月経痛、更年期障害、血の道症、肩こり、めまい、頭重、打ち身（打撲症）、しもやけ、しみ		比較的体力があり、ときに下腹部痛、肩こり、頭重、めまい、のぼせて足冷えなどを訴える次の諸症：月経不順、月経異常、月経痛、更年期障害、血の道症、肩こり、めまい、頭重、打ち身（打撲症）、しもやけ、しみ
		細粒	錠剤	
生薬・分量 桂皮	3.0	4.0		4.0
芍薬	3.0	4.0		4.0
桃仁	3.0	4.0		4.0
茯苓	3.0	4.0		4.0
牡丹皮	3.0	4.0		4.0
合計(g)	15.0	20.0		20.0
エキス量(g)	1.75	2.3	2.2	2.8
1日量(g)	7.5	6.0	18T	6.0

桂枝茯苓丸加薏苡仁 (けいしぶくりょうがんかよくいにん)

メーカー	ツムラ 顆粒125	クラシエ	コタロー
効能・効果	比較的体力があり、ときに下腹部痛、肩こり、頭重、めまい、のぼせて足冷えなどを訴えるものの次の諸症：月経不順、血の道症、にきび、しみ、手足のあれ		
生薬・分量 薏苡仁	10.0		
桂皮	4.0		
芍薬	4.0		
桃仁	4.0		
茯苓	4.0		
牡丹皮	4.0		
合計(g)	30.0		
エキス量(g)	3.75		
1日量(g)	7.5		

桂芍知母湯(けいしゃくちもとう)

メーカー		ツムラ	クラシエ〔三和〕 細粒 EK-180	コタロー
効能・効果			関節痛み、身体やせ、脚部腫脹し、めまい、悪心あるものの次の諸症： 神経痛、関節リウマチ	
生薬・分量	桂皮		3.0	
	知母		3.0	
	浜防風		3.0	
	生姜		1.0	
	芍薬		3.0	
	麻黄		3.0	
	白朮		4.0	
	甘草		1.5	
	附子		1.0	
	合計(g)		22.5	
エキス量(g)			5.1	
1日量(g)			9.0	

啓脾湯(けいひとう)

メーカー		ツムラ 顆粒 128	クラシエ	コタロー
効能・効果		やせて、顔色が悪く、食欲がなく、下痢の傾向があるものの次の諸症： 胃腸虚弱、慢性胃腸炎、消化不良、下痢		
生薬・分量	蒼朮	4.0		
	茯苓	4.0		
	山薬	3.0		
	人参	3.0		
	蓮肉	3.0		
	山楂子	2.0		
	沢瀉	2.0		
	陳皮	2.0		
	甘草	1.0		
	合計(g)	24.0		
エキス量(g)		4.75		
1日量(g)		7.5		

香蘇散(こうそさん)

メーカー		ツムラ 顆粒 70	クラシエ	コタロー 細粒 N70
効能・効果		胃腸虚弱で神経質の人の風邪の初期		神経質で、頭痛がして、気分がすぐれず食欲不振を訴えるもの、あるいは頭重、めまい、耳鳴りを伴うもの。 感冒、頭痛、ジンマ疹、神経衰弱、婦人更年期神経症、神経性月経困難症
生薬・分量	香附子	4.0		4.0
	蘇葉	2.0		1.0
	陳皮	2.0		2.5
	甘草	1.5		1.0
	生姜	1.0		0.8
	合計(g)	10.5		9.3
エキス量(g)		2.0		2.2
1日量(g)		7.5		6.0

五虎湯(ごことう)

メーカー		ツムラ 顆粒 95	クラシエ 細粒 KB-95 EK-95	コタロー
効能・効果		せき、気管支ぜんそく	せき、気管支ぜんそく	
生薬・分量	石膏	10.0	10.0	
	杏仁	4.0	4.0	
	麻黄	4.0	4.0	
	桑白皮	3.0	3.0	
	甘草	2.0	2.0	
	合計(g)	23.0	23.0	
エキス量(g)		2.25	2.1	
1日量(g)		7.5	6.0	

五積散(ごしゃくさん)

メーカー		ツムラ 顆粒 63	クラシエ	コタロー 細粒 N63
効能・効果		慢性に経過し、症状の激しくない次の諸症：胃腸炎、腰痛、神経痛、関節痛、月経痛、頭痛、冷え症、更年期障害、感冒		冷え症、易労性で胃腸の弱い体質の主として次の諸症に用いる。胃炎、胃アトニー、胃下垂、腰痛、坐骨神経痛、リウマチ、婦人科系機能障害、脚気
生薬・分量	蒼朮	3.0		2.0
	白朮	−		2.0
	陳皮	2.0		2.0
	当帰	2.0		2.0
	半夏	2.0		2.0
	茯苓	2.0		2.0
	甘草	1.0		1.0
	桔梗	1.0		1.0
	枳実	1.0		−
	枳殻	−		1.0
	桂皮	1.0		1.0
	厚朴	1.0		1.0
	芍薬	1.0		1.0
	生姜	1.0		0.3
	乾姜	−		1.0
	川芎	1.0		1.0
	大棗	1.0		1.0
	白芷	1.0		1.0
	麻黄	1.0		1.0
	合計(g)	22.0		23.3
エキス量(g)		4.0		5.5
1日量(g)		7.5		9.0

牛車腎気丸 (ごしゃじんきがん)

メーカー	ツムラ 顆粒107	クラシエ	コタロー
効能・効果	疲れやすくて、四肢が冷えやすく尿量減少または多尿で時に口渇がある次の諸症：下肢痛、腰痛、しびれ、老人のかすみ目、かゆみ、排尿困難、頻尿、むくみ		
生薬・分量 地黄	5.0		
牛膝	3.0		
山茱萸	3.0		
山薬	3.0		
車前子	3.0		
沢瀉	3.0		
茯苓	3.0		
牡丹皮	3.0		
桂皮	1.0		
附子末	1.0		
合計(g)	28.0		
エキス量(g)	4.5		
1日量(g)	7.5		

呉茱萸湯 (ごしゅゆとう)

メーカー	ツムラ 顆粒31	クラシエ	コタロー 細粒N31
効能・効果	手足の冷えやすい中等度以下の体力のものの次の諸症：習慣性偏頭痛、習慣性頭痛、嘔吐、脚気衝心		頭痛を伴った冷え症で、胃部圧重感があり、悪心または嘔吐するもの。吃逆、片頭痛、発作性頭痛、嘔吐症
生薬・分量 大棗	4.0		4.0
呉茱萸	3.0		3.0
人参	2.0		2.0
生姜	1.5		1.0
合計(g)	10.5		10.0
エキス量(g)	2.25		4.5
1日量(g)	7.5		7.5

五淋散 (ごりんさん)

メーカー	ツムラ 顆粒56	クラシエ	コタロー
効能・効果	頻尿、排尿痛、残尿感		
生薬・分量 茯苓	6.0		
黄芩	3.0		
甘草	3.0		
地黄	3.0		
車前子	3.0		
沢瀉	3.0		
当帰	3.0		
木通	3.0		
山梔子	2.0		
芍薬	2.0		
滑石	3.0		
合計(g)	34.0		
エキス量(g)	5.0		
1日量(g)	7.5		

五苓散（ごれいさん）

メーカー	ツムラ 顆粒 17	クラシエ 細粒 KB-17　EK-17 錠剤 EKT-17		コタロー 細粒 N17
効能・効果	口渇、尿量減少するものの次の諸症： 浮腫、ネフローゼ、二日酔、急性胃腸カタル、下痢、悪心、嘔吐、めまい、胃内停水、頭痛、尿毒症、暑気あたり、糖尿病	のどが渇いて、尿量が少なく、はき気、嘔吐、腹痛、頭痛、むくみなどのいずれかを伴う次の諸症： 水瀉性下痢、急性胃腸炎（しぶり腹のものには使用しないこと）、暑気あたり、頭痛、むくみ		咽喉がかわいて、水を飲むにも拘らず、尿量減少するもの、頭痛、頭重、頭汗、悪心、嘔吐、あるいは浮腫を伴うもの。 急性胃腸カタル、小児・乳児の下痢、宿酔、暑気当り、黄疸、腎炎、ネフローゼ、膀胱カタル
		細粒	錠剤	
生薬・分量　沢瀉	4.0	5.0		6.0
猪苓	3.0	3.0		4.5
蒼朮	3.0	—		—
白朮	—	3.0		4.5
茯苓	3.0	3.0		4.5
桂皮	1.5	2.0		2.5
合計(g)	14.5	16.0		22.0
エキス量(g)	2.0	2.0	2.3	3.2
1日量(g)	7.5	6.0	18T	6.0

柴陥湯（さいかんとう）

メーカー	ツムラ 顆粒 73	クラシエ	コタロー 細粒 N73
効能・効果	咳、咳による胸痛		胸痛や背痛、あるいは胸水があって、胸元もしくは胃部がつかえ、尿量減少するもの、あるいは咳嗽して、粘稠な喀痰を排泄するもの。 気管支炎、気管支喘息、肋膜炎の胸痛
生薬・分量　柴胡	5.0		5.0
半夏	5.0		5.0
黄芩	3.0		3.0
大棗	3.0		3.0
人参	2.0		2.0
黄連	1.5		1.5
甘草	1.5		1.5
生姜	1.0		0.8
栝楼仁	3.0		3.0
合計(g)	25.0		24.8
エキス量(g)	5.0		5.0
1日量(g)	7.5		7.5

柴胡加竜骨牡蛎湯 (さいこかりゅうこつぼれいとう)

メーカー	ツムラ 顆粒 12	クラシエ 細粒 KB-12　EK-12 錠剤 EKT-12		コタロー 細粒 N12
効能・効果	比較的体力があり、心悸亢進、不眠、いらだち等の精神症状のあるものの次の諸症： 高血圧症、動脈硬化症、慢性腎臓病、神経衰弱症、神経性心悸亢進症、てんかん、ヒステリー、小児夜啼症、陰萎	精神不安があって、どうき、不眠などを伴う次の諸症： 高血圧の随伴症状（どうき、不安、不眠）、神経症、更年期神経症、小児夜なき		精神不安があって驚きやすく、心悸亢進、胸内苦悶、めまい、のぼせ、不眠などを伴い、あるいは臍部周辺に動悸を自覚し、みぞおちがつかえて便秘し、尿量減少するもの。 動脈硬化、高血圧、腎臓病、不眠症、神経性心悸亢進、心臓衰弱、テンカン、小児夜啼症、更年期神経症、陰萎、神経症
		細粒	錠剤	
生薬・分量 柴胡	5.0	5.0		5.0
半夏	4.0	4.0		4.0
桂皮	3.0	3.0		3.0
茯苓	3.0	3.0		3.0
黄芩	2.5	2.5		2.5
大棗	2.5	2.5		2.5
人参	2.5	2.5		2.5
牡蛎	2.5	2.5		2.5
竜骨	2.5	2.5		2.5
大黄	−	1.0		1.0
生姜	1.0	0.8		0.7
合計(g)	28.5	29.3		29.2
エキス量(g)	4.5	3.9	4.2	5.0
1日量(g)	7.5	6.0	18T	7.5

柴胡桂枝乾姜湯 (さいこけいしかんきょうとう)

メーカー	ツムラ 顆粒 11	クラシエ〔太虎堂〕 顆粒 EK-11	コタロー 細粒 N11
効能・効果	体力が弱く、冷え症、貧血気味で動悸、息切れがあり、神経過敏のものの次の諸症： 更年期障害、血の道症、神経症、不眠症	体力が弱く、冷え症、貧血気味で動悸、息切れがあり、神経過敏のものの次の諸症： 更年期障害、血の道症、不眠症、神経症	衰弱して血色悪く、微熱、頭汗、盗汗、胸内苦悶、疲労倦怠感、食欲不振などがあり、胸部あるいは臍部周辺に動悸を自覚し、神経衰弱気味で不眠、軟便の傾向があって、尿量減少し、口内がかわいて空咳などがあるもの。 感冒、心臓衰弱、胸部疾患・肝臓病などの消耗性疾患の体力増強、貧血症、神経衰弱、不眠症、更年期神経症
生薬・分量 柴胡	6.0	6.0	6.0
黄芩	3.0	3.0	3.0
栝楼根	3.0	3.0	3.0
桂皮	3.0	3.0	3.0
牡蛎	3.0	3.0	3.0
乾姜	2.0	2.0	2.0
甘草	2.0	2.0	2.0
合計(g)	22.0	22.0	22.0
エキス量(g)	3.5	3.58	3.5
1日量(g)	7.5	7.5	6.0

柴胡桂枝湯 (さいこけいしとう)

メーカー	ツムラ 顆粒10	クラシエ 細粒 KB-10 EK-10 錠剤 EKT-10		コタロー 細粒 N10
効能・効果	発熱汗出て、悪寒し、身体痛み、頭痛、はきけのあるものの次の諸症：感冒・流感・肺炎・肺結核などの熱性疾患、胃潰瘍・十二指腸潰瘍・胆のう炎・胆石・肝機能障害・膵臓炎などの心下部緊張疼痛	多くは腹痛を伴う胃腸炎、微熱・寒け・頭痛・はき気などのある感冒、風邪の後期の症状		自然発汗があって、微熱、悪寒し、胸や脇腹に圧迫感があり、頭痛、関節痛があるもの、あるいは胃痛、胸痛、悪心、腹痛が激しく食欲減退などを伴うものもの。感冒、肋膜炎
		細粒	錠剤	
生薬・分量 柴胡	5.0	5.0		5.0
半夏	4.0	4.0		4.0
黄芩	2.0	2.0		2.0
甘草	2.0	1.5		1.5
桂皮	2.0	2.5		2.5
芍薬	2.0	2.0		2.0
大棗	2.0	2.0		2.0
人参	2.0	2.0		2.0
生姜	1.0	0.5		0.5
合計(g)	22.0	21.5		21.5
エキス量(g)	4.0	4.0	3.8	4.0
1日量(g)	7.5	6.0	18T	6.0

柴胡清肝湯 (さいこせいかんとう)

メーカー	ツムラ 顆粒80	クラシエ	コタロー 細粒 N80
効能・効果	かんの強い傾向にある小児の次の諸症：神経症、慢性扁桃腺炎、湿疹		虚弱者、小児腺病体質者、およびこれに伴う次の諸症。慢性胃腸病、貧血、頸部淋巴腺炎、肺門淋巴腺炎、扁桃腺肥大、神経症、湿疹
生薬・分量 柴胡	2.0		2.0
黄芩	1.5		1.5
黄柏	1.5		1.5
黄連	1.5		1.5
栝楼根	1.5		1.5
甘草	1.5		1.5
桔梗	1.5		1.5
牛蒡子	1.5		1.5
山梔子	1.5		1.5
地黄	1.5		1.5
芍薬	1.5		1.5
川芎	1.5		1.5
当帰	1.5		1.5
薄荷	1.5		1.5
連翹	1.5		1.5
合計(g)	23.0		23.0
エキス量(g)	4.75		5.7
1日量(g)	7.5		9.0

柴朴湯(さいぼくとう)

メーカー	ツムラ 顆粒 96	クラシエ 細粒 KB-96　EK-96	コタロー
効能・効果	気分がふさいで、咽喉、食道部に異物感があり、時に動悸、めまい、嘔気などを伴う次の諸症：小児ぜんそく、気管支ぜんそく、気管支炎、せき、不安神経症	気分がふさいで、咽喉、食道部に異物感があり、時に動悸、めまい、嘔気などを伴う次の諸症：小児ぜんそく、気管支ぜんそく、気管支炎、せき、不安神経症	
生薬・分量 柴胡	7.0	7.0	
半夏	5.0	6.0	
茯苓	5.0	5.0	
黄芩	3.0	3.0	
厚朴	3.0	3.0	
大棗	3.0	3.0	
人参	3.0	3.0	
甘草	2.0	2.0	
蘇葉	2.0	2.0	
生姜	1.0	1.0	
合計(g)	35.0	35.0	
エキス量(g)	5.0	5.5	
1日量(g)	7.5	7.5	

柴苓湯(さいれいとう)

メーカー	ツムラ 顆粒 114	クラシエ 細粒 KB-114　EK-114	コタロー
効能・効果	吐き気、食欲不振、のどのかわき、排尿が少ないなどの次の諸症：水瀉性下痢、急性胃腸炎、暑気あたり、むくみ	吐き気、食欲不振、のどのかわき、排尿が少ないなどの次の諸症：水瀉性下痢、急性胃腸炎、暑気あたり、むくみ	
生薬・分量 柴胡	7.0	7.0	
沢瀉	5.0	6.0	
半夏	5.0	5.0	
黄芩	3.0	3.0	
白朮	−	4.5	
蒼朮	3.0	−	
大棗	3.0	3.0	
猪苓	3.0	4.5	
人参	3.0	3.0	
茯苓	3.0	4.5	
甘草	2.0	2.0	
桂皮	2.0	3.0	
生姜	1.0	1.0	
合計(g)	40.0	46.5	
エキス量(g)	6.0	7.0	
1日量(g)	9.0	8.1	

三黄瀉心湯 (さんおうしゃしんとう)

メーカー		ツムラ 顆粒 113	クラシエ 細粒 KB-13　EK-13	コタロー 細粒 N113　カプセル NC113	
効能・効果		比較的体力があり、のぼせ気味で、顔面紅潮し、精神不安で、便秘の傾向のあるものの次の諸症：高血圧の随伴症状（のぼせ、肩こり、耳なり、頭重、不眠、不安）、鼻血、痔出血、便秘、更年期障害、血の道症	比較的体力があり、のぼせ気味で、顔面紅潮し、精神不安で、便秘の傾向のあるものの次の諸症：高血圧の随伴症状（のぼせ、肩こり、耳なり、頭重、不眠、不安）、鼻血、痔出血、便秘、更年期障害、血の道症	細粒 のぼせて精神不安があり、胃部がつかえて、便秘がひどいもの、あるいは鮮紅色の充血、出血の傾向を伴うもの。高血圧、動脈硬化、高血圧による不眠症、脳溢血、吐血、下血、鼻出血、常習便秘 カプセル のぼせて不安感があり、胃部がつかえて便秘がひどいもの、あるいは充血または出血の傾向を伴うもの。高血圧症、動脈硬化症、脳溢血、下血、鼻出血、常習便秘	
				細粒	カプセル
生薬・分量	黄芩	3.0	1.0	1.0	
	黄連	3.0	1.0	1.0	
	大黄	3.0	2.0	1.0	
	合計(g)	9.0	4.0	3.0	
エキス量(g)		1.75	0.7	0.6	
1日量(g)		7.5	6.0	6.0	3Cap(0.84)

酸棗仁湯 (さんそうにんとう)

メーカー		ツムラ 顆粒 103	クラシエ	コタロー
効能・効果		心身がつかれ弱って眠れないもの		
生薬・分量	酸棗仁	10.0		
	茯苓	5.0		
	川芎	3.0		
	知母	3.0		
	甘草	1.0		
	合計(g)	22.0		
エキス量(g)		3.25		
1日量(g)		7.5		

三物黄芩湯 (さんもつおうごんとう)

メーカー		ツムラ 顆粒 121	クラシエ	コタロー
効能・効果		手足のほてり		
生薬・分量	地黄	6.0		
	黄芩	3.0		
	苦参	3.0		
	合計(g)	12.0		
エキス量(g)		3.75		
1日量(g)		7.5		

滋陰降火湯(じいんこうかとう)

メーカー		ツムラ 顆粒 93	クラシエ	コタロー
効能・効果		のどにうるおいがなく痰の出なくて咳こむもの		
生薬・分量	蒼朮	3.0		
	地黄	2.5		
	芍薬	2.5		
	陳皮	2.5		
	天門冬	2.5		
	当帰	2.5		
	麦門冬	2.5		
	黄柏	1.5		
	甘草	1.5		
	知母	1.5		
	合計(g)	22.5		
エキス量(g)		5.5		
1日量(g)		7.5		

滋陰至宝湯(じいんしほうとう)

メーカー		ツムラ 顆粒 92	クラシエ	コタロー
効能・効果		虚弱なものの慢性のせき・たん		
生薬・分量	香附子	3.0		
	柴胡	3.0		
	地骨皮	3.0		
	芍薬	3.0		
	知母	3.0		
	陳皮	3.0		
	当帰	3.0		
	麦門冬	3.0		
	白朮	3.0		
	茯苓	3.0		
	貝母	2.0		
	甘草	1.0		
	薄荷	1.0		
	合計(g)	34.0		
エキス量(g)		6.0		
1日量(g)		9.0		

四逆散(しぎゃくさん)

メーカー		ツムラ 顆粒 35	クラシエ	コタロー
効能・効果		比較的体力のあるもので、大柴胡湯証と小柴胡湯証との中間証を表わすものの次の諸症：胆嚢炎、胆石症、胃炎、胃酸過多、胃潰瘍、鼻カタル、気管支炎、神経質、ヒステリー		
生薬・分量	柴胡	5.0		
	芍薬	4.0		
	枳実	2.0		
	甘草	1.5		
	合計(g)	12.5		
エキス量(g)		2.25		
1日量(g)		7.5		

四君子湯(しくんしとう)

メーカー	ツムラ 顆粒75	クラシエ	コタロー
効能・効果	やせて顔色が悪くて、食欲がなく、つかれやすいものの次の諸症：胃腸虚弱、慢性胃炎、胃のもたれ、嘔吐、下痢		
生薬・分量 人参	4.0		
蒼朮	4.0		
茯苓	4.0		
甘草	1.0		
生姜	1.0		
大棗	1.0		
合計(g)	15.0		
エキス量(g)	2.75		
1日量(g)	7.5		

梔子柏皮湯(ししはくひとう)

メーカー	ツムラ	クラシエ	コタロー 細粒N314
効能・効果			肝臓部に圧迫感があるもの。黄疸、皮膚瘙痒症、宿酔
生薬・分量 山梔子			3.0
黄柏			2.0
甘草			1.0
合計(g)			6.0
エキス量(g)			1.2
1日量(g)			6.0

七物降下湯(しちもつこうかとう)

メーカー	ツムラ 顆粒46	クラシエ	コタロー
効能・効果	身体虚弱の傾向のあるものの次の諸症：高血圧に伴う随伴症状（のぼせ、肩こり、耳なり、頭重）		
生薬・分量 芍薬	4.0		
当帰	4.0		
黄耆	3.0		
地黄	3.0		
川芎	3.0		
釣藤鈎	3.0		
黄柏	2.0		
合計(g)	22.0		
エキス量(g)	4.0		
1日量(g)	7.5		

四物湯(しもつとう)

メーカー	ツムラ 顆粒71	クラシエ 細粒KB-71 EK-71 / 錠剤EKT-71		コタロー 細粒N71
効能・効果	皮膚が枯燥し、色つやの悪い体質で胃腸障害のない人の次の諸症：産後あるいは流産後の疲労回復、月経不順、冷え症、しもやけ、しみ、血の道症	皮膚が枯燥し、色つやの悪い体質で胃腸障害のない人の次の諸症：産後あるいは流産後の疲労回復、月経不順、冷え症、しもやけ、しみ、血の道症		貧血、冷え症で腹部が軟弱でやや膨満し、便秘の傾向があるもの。高血圧症、貧血症、更年期障害、月経不順、月経痛、過多月経、産前産後の諸種の障害
		細粒	錠剤	
生薬・分量 地黄	3.0	3.0		3.0
芍薬	3.0	3.0		3.0
川芎	3.0	3.0		3.0
当帰	3.0	3.0		3.0
合計(g)	12.0	12.0		12.0
エキス量(g)	2.75	3.6	3.3	3.5
1日量(g)	7.5	6.0	18T	6.0

炙甘草湯 (しゃかんぞうとう)

メーカー		ツムラ 顆粒 64	クラシエ	コタロー 細粒 N64
効能・効果		体力がおとろえて、疲れやすいものの動悸、息切れ		顔色悪く貧血し、不整脈があって動悸息切れがはげしく、便秘がちのもの、あるいは熱感があるもの。心臓神経症、心臓弁膜症、血痰を伴った咳嗽、バセドウ病の呼吸困難
生薬・分量	地黄	6.0		6.0
	麦門冬	6.0		6.0
	桂皮	3.0		3.0
	大棗	3.0		3.0
	人参	3.0		3.0
	麻子仁	3.0		3.0
	生姜	1.0		0.8
	炙甘草	3.0		3.0
	阿膠	2.0		−
	ゼラチン	−		(2.0)
	合計(g)	30.0		27.8+(2.0)*
エキス量(g)		7.0		9.0
1日量(g)		9.0		15.0

＊生薬末

芍薬甘草湯 (しゃくやくかんぞうとう)

メーカー		ツムラ 顆粒 68	クラシエ 細粒 KB-68　EK-68	コタロー 細粒 N68
効能・効果		急激におこる筋肉のけいれんを伴う疼痛、筋肉・関節痛、胃痛、腹痛	急激におこる筋肉のけいれんを伴う疼痛、筋肉・関節痛、胃痛、腹痛	急激におこる筋肉のけいれんを伴う疼痛、筋肉・関節痛、胃痛、腹痛
生薬・分量	甘草	6.0	6.0	5.0
	芍薬	6.0	6.0	5.0
	合計(g)	12.0	12.0	10.0
エキス量(g)		2.5	2.9	2.5
1日量(g)		7.5	6.0	6.0

十全大補湯 (じゅうぜんたいほとう)

メーカー		ツムラ 顆粒 48	クラシエ 細粒 KB-48　EK-48	コタロー 細粒 N48
効能・効果		病後の体力低下、疲労倦怠、食欲不振、ねあせ、手足の冷え、貧血	病後の体力低下、疲労倦怠、食欲不振、ねあせ、手足の冷え、貧血	皮膚および粘膜が蒼白で、つやがなく、やせて貧血し、食欲不振や衰弱がはなはだしいもの。消耗性疾患、あるいは手術による衰弱、産後衰弱、全身衰弱時の次の諸症。低血圧症、貧血症、神経衰弱、疲労倦怠、胃腸虚弱、胃下垂
生薬・分量	黄耆	3.0	3.0	2.5
	桂皮	3.0	3.0	3.0
	地黄	3.0	3.0	3.5
	芍薬	3.0	3.0	3.0
	川芎	3.0	3.0	3.0
	白朮	−	3.0	3.5
	蒼朮	3.0	−	−
	当帰	3.0	3.0	3.5
	人参	3.0	3.0	2.5
	茯苓	3.0	3.0	3.5
	甘草	1.5	1.5	1.0
	合計(g)	28.5	28.5	29.0
エキス量(g)		5.0	6.2	8.5
1日量(g)		7.5	7.5	15.0

十味敗毒湯（じゅうみはいどくとう）

メーカー	ツムラ 顆粒 6	クラシエ 細粒 KB-6　EK-6 錠剤 EKT-6		コタロー 細粒 N6
効能・効果	化膿性皮膚疾患・急性皮膚疾患の初期、じんましん、急性湿疹、水虫	化膿性皮膚疾患・急性皮膚疾患の初期、じんましん、急性湿疹、水虫		腫物、湿疹、ジンマ疹、にきび、フルンクロージスの体質改善
		細粒	錠剤	
桔梗	3.0	2.5		3.0
柴胡	3.0	2.5		3.0
川芎	3.0	2.5		3.0
茯苓	3.0	2.5		3.0
独活	1.5	1.5		2.0
防風	1.5	2.5		ー
浜防風	ー	ー		2.0
甘草	1.0	1.5		1.0
荊芥	1.0	1.5		1.0
生姜	1.0	1.0		0.3
樸樕	3.0	ー		ー
桜皮	ー	2.5		3.0
合計(g)	21.0	20.5		21.3
エキス量(g)	3.5	3.9	3.2	3.8
1日量(g)	7.5	6.0	18T	6.0

潤腸湯（じゅんちょうとう）

メーカー	ツムラ 顆粒 51	クラシエ	コタロー
効能・効果	便秘		
地黄	6.0		
当帰	3.0		
黄芩	2.0		
枳実	2.0		
杏仁	2.0		
厚朴	2.0		
大黄	2.0		
桃仁	2.0		
麻子仁	2.0		
甘草	1.5		
合計(g)	24.5		
エキス量(g)	5.0		
1日量(g)	7.5		

小建中湯（しょうけんちゅうとう）

メーカー	ツムラ 顆粒 99	クラシエ	コタロー 細粒 N99
効能・効果	体質虚弱で疲労しやすく、血色がすぐれず、腹痛、動悸、手足のほてり、冷え、頻尿および多尿などのいずれかを伴う次の諸症：小児虚弱体質、疲労倦怠、神経質、慢性胃腸炎、小児夜尿症、夜なき		虚弱体質で疲労しやすく、のぼせ、腹痛や動悸があり、冷え症で手足がほてり、排尿回数、尿量ともに多いもの。胃腸病、小児の下痢あるいは便秘、神経質、腺病質、貧血症、頻尿、小児夜啼症、小児夜尿症
芍薬	6.0		6.0
桂皮	4.0		4.0
大棗	4.0		4.0
甘草	2.0		2.0
生姜	1.0		1.0
膠飴	(10.0)*		(20.0)*
合計(g)	17.0		17.0
エキス量(g)	3.75+(10.0)*		4.5+(20.0)*
1日量(g)	15.0		27.0

＊生薬末

小柴胡湯（しょうさいことう）

メーカー	ツムラ 顆粒 9	クラシエ 細粒 KB-9 EK-9 / 錠剤 EKT-9	コタロー 細粒 N9
効能・効果	1. 体力中等度で上腹部がはって苦しく、舌苔を生じ、口中不快、食欲不振、時により微熱、悪心などのあるものの次の諸症：諸種の急性熱性病、肺炎、気管支炎、気管支喘息、感冒、リンパ腺炎、慢性胃腸障害、産後回復不全 2. 慢性肝炎における肝機能障害の改善	1. 体力中等度で上腹部がはって苦しく、舌苔を生じ、口中不快、食欲不振、時により微熱、悪心などのあるものの次の諸症：諸種の急性熱性病、肺炎、気管支炎、気管支喘息、感冒、リンパ腺炎、慢性胃腸障害、産後回復不全 2. 慢性肝炎における肝機能障害の改善	1. 体力中等度で上腹部がはって苦しく、舌苔を生じ、口中不快、食欲不振、時により微熱、悪心などのあるものの次の諸症：諸種の急性熱性病、肺炎、気管支炎、気管支喘息、感冒、リンパ腺炎、慢性胃腸障害、産後回復不全 2. 慢性肝炎における肝機能障害の改善

生薬・分量		ツムラ	クラシエ 細粒	クラシエ 錠剤	コタロー
	柴胡	7.0	7.0		7.0
	半夏	5.0	5.0		5.0
	黄芩	3.0	3.0		3.0
	大棗	3.0	3.0		3.0
	人参	3.0	3.0		3.0
	甘草	2.0	2.0		2.0
	生姜	1.0	1.0		1.0
	合計(g)	24.0	24.0		24.0
エキス量(g)		4.5	5.4	4.8	5.0
1日量(g)		7.5	6.0	18T	7.5

小柴胡湯加桔梗石膏（しょうさいことうかききょうせっこう）

メーカー	ツムラ 顆粒 109	クラシエ	コタロー
効能・効果	咽喉がはれて痛む次の諸症：扁桃炎、扁桃周囲炎		

生薬・分量		ツムラ	クラシエ	コタロー
	石膏	10.0		
	柴胡	7.0		
	半夏	5.0		
	黄芩	3.0		
	桔梗	3.0		
	大棗	3.0		
	人参	3.0		
	甘草	2.0		
	生姜	1.0		
	合計(g)	37.0		
エキス量(g)		5.0		
1日量(g)		7.5		

小青竜湯（しょうせいりゅうとう）

メーカー	ツムラ 顆粒 19	クラシエ 細粒 KB-19　EK-19 錠剤 EKT-19		コタロー 細粒 N19
効能・効果	下記疾患における水様の痰、水様鼻汁、鼻閉、くしゃみ、喘鳴、咳嗽、流涙： 気管支炎、気管支喘息、鼻炎、アレルギー性鼻炎、アレルギー性結膜炎、感冒	下記疾患における水様の痰、水様鼻汁、鼻閉、くしゃみ、喘鳴、咳嗽、流涙： 気管支炎、気管支喘息、鼻炎、アレルギー性鼻炎、アレルギー性結膜炎、感冒		下記疾患における水様の痰、水様鼻汁、鼻閉、くしゃみ、喘鳴、咳嗽、流涙： 気管支炎、気管支喘息、鼻炎、アレルギー性鼻炎、アレルギー性結膜炎、感冒
		細粒	錠剤	
生薬分量 半夏	6.0	6.0		6.0
乾姜	3.0	3.0		3.0
甘草	3.0	3.0		3.0
桂皮	3.0	3.0		3.0
五味子	3.0	3.0		3.0
細辛	3.0	3.0		3.0
芍薬	3.0	3.0		3.0
麻黄	3.0	3.0		3.0
合計(g)	27.0	27.0		27.0
エキス量(g)	5.0	5.2	3.9	5.0
1日量(g)	9.0	6.0	18T	7.5

小半夏加茯苓湯（しょうはんげかぶくりょうとう）

メーカー	ツムラ 顆粒 21	クラシエ 細粒 KB-21　EK-21	コタロー 細粒 N21
効能・効果	体力中等度の次の諸症： 妊娠嘔吐（つわり）、そのほかの諸病の嘔吐（急性胃腸炎、湿性胸膜炎、水腫性脚気、蓄膿症）	つわり、嘔吐、悪心	胃部に水分停滞感があって、嘔吐するもの。 つわり、嘔吐症
生薬分量 半夏	6.0	6.0	5.0
茯苓	5.0	5.0	5.0
生姜	1.5	2.0	1.3
合計(g)	12.5	13.0	11.3
エキス量(g)	2.25	1.7	1.2
1日量(g)	7.5	6.0	6.0

消風散(しょうふうさん)

メーカー	ツムラ 顆粒22	クラシエ	コタロー 細粒N22
効能・効果	分泌物が多く、かゆみの強い慢性の皮膚病(湿疹、蕁麻疹、水虫、あせも、皮膚瘙痒症)		長年なおらない頑固な皮膚疾患で患部が乾燥あるいはうすい分泌液があり、夏期または温暖時に悪化しやすいもの。湿疹、蕁麻疹
石膏	3.0		3.0
地黄	3.0		3.0
当帰	3.0		3.0
牛蒡子	2.0		2.0
蒼朮	2.0		2.0
防風	2.0		−
浜防風	−		2.0
木通	2.0		2.0
知母	1.5		1.5
甘草	1.0		1.0
苦参	1.0		1.0
荊芥	1.0		1.0
胡麻	1.5		1.5
蝉退	1.0		1.0
合計(g)	24.0		24.0
エキス量(g)	4.0		6.0
1日量(g)	7.5		9.0

升麻葛根湯(しょうまかっこんとう)

メーカー	ツムラ 顆粒101	クラシエ	コタロー
効能・効果	感冒の初期、皮膚炎		
葛根	5.0		
芍薬	3.0		
升麻	2.0		
甘草	1.5		
生姜	0.5		
合計(g)	12.0		
エキス量(g)	2.25		
1日量(g)	7.5		

辛夷清肺湯(しんいせいはいとう)

メーカー	ツムラ 顆粒104	クラシエ 細粒KB-104 EK-104	コタロー 細粒N104
効能・効果	鼻づまり、慢性鼻炎、蓄膿症	鼻づまり、慢性鼻炎、蓄膿症	蓄膿症、慢性鼻炎、鼻閉
石膏	5.0	6.0	5.0
麦門冬	5.0	6.0	5.0
黄芩	3.0	3.0	3.0
山梔子	3.0	1.5	3.0
知母	3.0	3.0	3.0
百合	3.0	3.0	3.0
辛夷	2.0	3.0	2.0
枇杷葉	2.0	1.0	2.0
升麻	1.0	1.5	1.0
合計(g)	27.0	28.0	27.0
エキス量(g)	4.5	4.3	7.5
1日量(g)	7.5	7.5	12.0

参蘇飲（じんそいん）

メーカー	ツムラ 顆粒66	クラシエ	コタロー
効能・効果	感冒、せき		
生薬分量 半夏	3.0		
茯苓	3.0		
葛根	2.0		
桔梗	2.0		
前胡	2.0		
陳皮	2.0		
大棗	1.5		
人参	1.5		
甘草	1.0		
枳実	1.0		
蘇葉	1.0		
生姜	0.5		
合計(g)	20.5		
エキス量(g)	4.0		
1日量(g)	7.5		

神秘湯（しんぴとう）

メーカー	ツムラ 顆粒85	クラシエ 細粒KB-85 EK-85	コタロー 細粒N85
効能・効果	小児ぜんそく、気管支ぜんそく、気管支炎	小児ぜんそく、気管支ぜんそく、気管支炎	やや慢性的に経過し、咳嗽発作と共に、呼吸困難を訴えるもの。気管支炎、気管支喘息
生薬分量 麻黄	5.0	3.0	5.0
杏仁	4.0	4.0	4.0
厚朴	3.0	3.0	3.0
陳皮	2.5	3.0	2.5
甘草	2.0	2.0	2.0
柴胡	2.0	4.0	2.0
蘇葉	1.5	3.0	1.5
合計(g)	20.0	22.0	20.0
エキス量(g)	2.75	3.0	3.4
1日量(g)	7.5	6.0	6.0

真武湯（しんぶとう）

メーカー	ツムラ 顆粒30	クラシエ〔三和〕 細粒EK-30	コタロー 細粒N30
効能・効果	新陳代謝の沈衰しているものの次の諸症：胃腸疾患、胃腸虚弱症、慢性腸炎、消化不良、胃アトニー症、胃下垂症、ネフローゼ、腹膜炎、脳溢血、脊髄疾患による運動ならびに知覚麻痺、神経衰弱、高血圧症、心臓弁膜症、心不全で心悸亢進、半身不随、リウマチ、老人性瘙痒症	新陳代謝機能の衰退により、四肢や腰部が冷え、疲労倦怠感が著しく、尿量減少して、下痢し易く動悸やめまいを伴うものの次の諸症：胃腸虚弱症、慢性胃腸カタル、慢性腎炎	冷え、倦怠感が強く、めまいや動悸があって尿量減少し、下痢しやすいもの。慢性下痢、胃下垂症、低血圧症、高血圧症、慢性腎炎、カゼ
生薬・分量 茯苓	4.0	5.0	5.0
芍薬	3.0	3.0	3.0
白朮	—	3.0	3.0
蒼朮	3.0	—	—
生姜	1.5	1.0	0.8
炮附子末	—	—	1.0
附子	—	1.0	—
附子末	0.5	—	—
合計(g)	12.0	13.0	12.8
エキス量(g)	2.0	2.4	2.4
1日量(g)	7.5	4.5	6.0

清上防風湯（せいじょうぼうふうとう）

メーカー		ツムラ 顆粒 58	クラシエ	コタロー
効能・効果		にきび		
生薬・分量	黄芩	2.5		
	桔梗	2.5		
	山梔子	2.5		
	川芎	2.5		
	浜防風	2.5		
	白芷	2.5		
	連翹	2.5		
	黄連	1.0		
	甘草	1.0		
	枳実	1.0		
	荊芥	1.0		
	薄荷	1.0		
	合計(g)	22.5		
エキス量(g)		4.75		
1日量(g)		7.5		

清暑益気湯（せいしょえっきとう）

メーカー		ツムラ 顆粒 136	クラシエ	コタロー
効能・効果		暑気あたり、暑さによる食欲不振・下痢・全身倦怠、夏やせ		
生薬・分量	蒼朮	3.5		
	人参	3.5		
	麦門冬	3.5		
	黄耆	3.0		
	陳皮	3.0		
	当帰	3.0		
	黄柏	1.0		
	甘草	1.0		
	五味子	1.0		
	合計(g)	22.5		
エキス量(g)		5.0		
1日量(g)		7.5		

清心蓮子飲（せいしんれんしいん）

メーカー		ツムラ 顆粒 111	クラシエ	コタロー
効能・効果		全身倦怠感があり、口や舌が乾き、尿が出しぶるものの次の諸症：残尿感、頻尿、排尿痛		
生薬・分量	麦門冬	4.0		
	茯苓	4.0		
	蓮肉	4.0		
	黄芩	3.0		
	車前子	3.0		
	人参	3.0		
	黄耆	2.0		
	地骨皮	2.0		
	甘草	1.5		
	合計(g)	26.5		
エキス量(g)		5.0		
1日量(g)		7.5		

清肺湯(せいはいとう)

メーカー	ツムラ 顆粒 90	クラシエ	コタロー
効能・効果	痰の多く出る咳		
生薬・分量 当帰	3.0		
麦門冬	3.0		
茯苓	3.0		
黄芩	2.0		
桔梗	2.0		
杏仁	2.0		
山梔子	2.0		
桑白皮	2.0		
大棗	2.0		
陳皮	2.0		
天門冬	2.0		
貝母	2.0		
甘草	1.0		
五味子	1.0		
生姜	1.0		
竹茹	2.0		
合計(g)	32.0		
エキス量(g)	6.0		
1日量(g)	9.0		

川芎茶調散(せんきゅうちゃちょうさん)

メーカー	ツムラ 顆粒 124	クラシエ	コタロー
効能・効果	かぜ、血の道症、頭痛		
生薬・分量 香附子	4.0		
川芎	3.0		
羌活	2.0		
荊芥	2.0		
薄荷	2.0		
白芷	2.0		
防風	2.0		
甘草	1.5		
茶葉	1.5		
合計(g)	20.0		
エキス量(g)	3.25		
1日量(g)	7.5		

疎経活血湯(そけいかっけつとう)

メーカー		ツムラ 顆粒53	クラシエ	コタロー
効能・効果		関節痛、神経痛、腰痛、筋肉痛		
生薬・分量	芍薬	2.5		
	地黄	2.0		
	川芎	2.0		
	蒼朮	2.0		
	当帰	2.0		
	桃仁	2.0		
	茯苓	2.0		
	威霊仙	1.5		
	羌活	1.5		
	牛膝	1.5		
	陳皮	1.5		
	防已	1.5		
	防風	1.5		
	竜胆	1.5		
	甘草	1.0		
	白芷	1.0		
	生姜	0.5		
	合計(g)	27.5		
エキス量(g)		5.0		
1日量(g)		7.5		

大黄甘草湯(だいおうかんぞうとう)

メーカー		ツムラ 顆粒84	クラシエ	コタロー(カプセル)
効能・効果		便秘症		
生薬・分量	大黄	4.0		
	甘草	2.0		
	合計(g)	6.0		
エキス量(g)		1.5		
1日量(g)		7.5		

大黄牡丹皮湯(だいおうぼたんぴとう)

メーカー		ツムラ 顆粒33	クラシエ	コタロー 細粒N33
効能・効果		比較的体力があり、下腹部痛があって、便秘しがちなものの次の諸症：月経不順、月経困難、便秘、痔疾		盲腸部に圧痛や宿便があり、大便は硬く、皮膚は紫赤色あるいは暗赤色を呈し、鬱血また出血の傾向があるもの。常習便秘、動脈硬化、月経不順による諸種の障害、更年期障害、湿疹、蕁麻疹、にきび、腫物、膀胱カタル
生薬・分量	冬瓜子	6.0		6.0
	桃仁	4.0		4.0
	牡丹皮	4.0		4.0
	大黄	2.0		2.0
	無水芒硝	1.8		1.8
	合計(g)	17.8		17.8
エキス量(g)		3.5		3.8
1日量(g)		7.5		6.0

大建中湯（だいけんちゅうとう）

メーカー	ツムラ 顆粒100	クラシエ	コタロー 細粒N100
効能・効果	腹が冷えて痛み、腹部膨満感のあるもの		腹壁胃腸弛緩し、腹中に冷感を覚え、嘔吐、腹部膨満感があり、腸の蠕動亢進と共に、腹痛の甚だしいもの。 胃下垂、胃アトニー、弛緩性下痢、弛緩性便秘、慢性腹膜炎、腹痛
生薬・分量 乾姜	5.0		5.0
人参	3.0		3.0
山椒	2.0		2.0
膠飴	(10.0)*		(20.0)*
合計(g)	10.0		10.0
エキス量(g)	1.25+(10.0)*		2.1+(20.0)*
1日量(g)	15.0		27.0

＊生薬末

大柴胡湯（だいさいことう）

メーカー	ツムラ 顆粒8	クラシエ 細粒KB-8　EK-8		コタロー 細粒N8
効能・効果	比較的体力のある人で、便秘がちで、上腹部が張って苦しく、耳鳴り、肩こりなど伴うものの次の諸症： 胆石症、胆のう炎、黄疸、肝機能障害、高血圧症、脳溢血、じんましん、胃酸過多症、急性胃腸カタル、悪心、嘔吐、食欲不振、痔疾、糖尿病、ノイローゼ、不眠症	がっしりとした体格で比較的体力があり、便秘傾向のあるものの次の諸症： 肥満症、高血圧に伴う肩こり・頭痛・便秘、肩こり、常習便秘、胃炎		肝臓部圧迫感、またはみぞおちが硬く張って、胸や脇腹にも痛みや圧迫感があり、便秘するもの、あるいはかえって下痢するもの、耳鳴、肩こり、疲労感、食欲減退などを伴うこともあるもの。 高血圧、動脈硬化、常習便秘、肥満症、黄疸、胆石症、胆嚢炎、胃腸病、気管支喘息、不眠症、神経衰弱、陰萎、痔疾、半身不随
		細粒	錠剤	
生薬・分量 柴胡	6.0	6.0		6.0
半夏	4.0	4.0		4.0
黄芩	3.0	3.0		3.0
芍薬	3.0	3.0		3.0
大棗	3.0	3.0		3.0
枳実	2.0	2.0		2.0
生姜	1.0	1.0		1.0
大黄	1.0	1.0		2.0
合計(g)	23.0	23.0		24.0
エキス量(g)	4.5	5.4	4.8	6.0
1日量(g)	7.5	6.0	18T	9.0

大柴胡湯去大黄（だいさいことうきょだいおう）

メーカー	ツムラ	クラシエ	コタロー 細粒N319
効能・効果			みぞおちが硬く張って、胸や脇腹あるいは肝臓部などに痛みや圧迫感があるもの。耳鳴り、肩こり、疲労感、食欲減退などを伴うこともあり、便秘しないもの。 高血圧、動脈硬化、胃腸病、気管支喘息、黄疸、胆石症、胆嚢炎、不眠症、神経衰弱、陰萎、肋膜炎、痔疾、半身不随
生薬・分量 柴胡			6.0
半夏			4.0
生姜			1.0
黄芩			3.0
芍薬			3.0
大棗			3.0
枳実			2.0
合計(g)			22.0
エキス量(g)			5.7
1日量(g)			9.0

大承気湯（だいじょうきとう）

メーカー		ツムラ 顆粒 133	クラシエ	コタロー 細粒 N133
効能・効果		腹部がかたくつかえて、便秘するもの、あるいは肥満体質で便秘するもの。常習便秘、急性便秘、高血圧、神経症、食当り		腹部がかたくつかえて、便秘するもの、あるいは肥満体質で便秘するもの。常習便秘、急性便秘、高血圧、神経症、食当り
生薬・分量	厚朴	5.0		5.0
	枳実	3.0		2.0
	大黄	2.0		2.0
	無水芒硝	1.3		0.9
	合計(g)	11.3		9.9
エキス量(g)		3.0		2.3
1日量(g)		7.5		6.0

大防風湯（だいぼうふうとう）

メーカー		ツムラ 顆粒 97	クラシエ	コタロー
効能・効果		関節がはれて痛み、麻痺、強直して屈伸しがたいものの次の諸症：下肢の慢性関節リウマチ、慢性関節炎、痛風		
生薬・分量	黄耆	3.0		
	地黄	3.0		
	芍薬	3.0		
	蒼朮	3.0		
	当帰	3.0		
	杜仲	3.0		
	防風	3.0		
	川芎	2.0		
	甘草	1.5		
	羌活	1.5		
	牛膝	1.5		
	大棗	1.5		
	人参	1.5		
	乾姜	1.0		
	附子末	1.0		
	合計(g)	32.5		
エキス量(g)		8.0		
1日量(g)		10.5		

竹筎温胆湯（ちくじょうんたんとう）

メーカー	ツムラ 顆粒91	クラシエ	コタロー
効能・効果	インフルエンザ、風邪、肺炎などの回復期に熱が長びいたり、また平熱になっても、気分がさっぱりせず、せきや痰が多くて安眠が出来ないもの		
生薬・分量 半夏	5.0		
柴胡	3.0		
麦門冬	3.0		
茯苓	3.0		
桔梗	2.0		
枳実	2.0		
香附子	2.0		
陳皮	2.0		
黄連	1.0		
甘草	1.0		
生姜	1.0		
人参	1.0		
竹筎	3.0		
合計(g)	29.0		
エキス量(g)	5.5		
1日量(g)	7.5		

治打撲一方（ぢだぼくいっぽう）

メーカー	ツムラ 顆粒89	クラシエ	コタロー
効能・効果	打撲によるはれ及び痛み		
生薬・分量 桂皮	3.0		
川芎	3.0		
川骨	3.0		
甘草	1.5		
大黄	1.0		
丁子	1.0		
樸樕	3.0		
合計(g)	15.5		
エキス量(g)	2.25		
1日量(g)	7.5		

治頭瘡一方（ぢづそういっぽう）

メーカー	ツムラ 顆粒59	クラシエ	コタロー
効能・効果	湿疹、くさ、乳幼児の湿疹		
生薬・分量 川芎	3.0		
蒼朮	3.0		
連翹	3.0		
忍冬	2.0		
防風	2.0		
甘草	1.0		
荊芥	1.0		
紅花	1.0		
大黄	0.5		
合計(g)	16.5		
エキス量(g)	3.0		
1日量(g)	7.5		

調胃承気湯（ちょういじょうきとう）

メーカー	ツムラ 顆粒74	クラシエ	コタロー
効能・効果	便秘		
生薬分量 大黄	2.0		
甘草	1.0		
無水芒硝	0.5		
合計(g)	3.5		
エキス量(g)	1.25		
1日量(g)	7.5		

釣藤散（ちょうとうさん）

メーカー	ツムラ 顆粒47	クラシエ	コタロー
効能・効果	慢性に続く頭痛で中年以降、または高血圧の傾向のあるもの		
生薬分量 石膏	5.0		
釣藤鈎	3.0		
陳皮	3.0		
麦門冬	3.0		
半夏	3.0		
茯苓	3.0		
菊花	2.0		
人参	2.0		
防風	2.0		
甘草	1.0		
生姜	1.0		
合計(g)	28.0		
エキス量(g)	4.5		
1日量(g)	7.5		

腸癰湯（ちょうようとう）

メーカー	ツムラ	クラシエ	コタロー 細粒N320
効能・効果			盲腸部に急性または慢性の痛みがあるもの、あるいは月経痛のあるもの
生薬分量 薏苡仁			9.0
冬瓜子			6.0
桃仁			5.0
牡丹皮			4.0
合計(g)			24.0
エキス量(g)			3.7
1日量(g)			6.0

猪苓湯（ちょれいとう）

メーカー		ツムラ 顆粒 40	クラシエ 細粒 KB-40　EK-40	コタロー 細粒 N40
効能・効果		尿量減少、小便難、口渇を訴えるものの次の諸症：尿道炎、腎臓炎、腎石症、淋炎、排尿痛、血尿、腰以下の浮腫、残尿感、下痢	尿量が減少し、尿が出にくく、排尿痛あるいは残尿感のあるもの	咽喉がかわき、排尿痛あるいは排尿困難があり、尿の色は赤いか、または血液の混じるもの、あるいは腰や下肢に浮腫があるもの。腎炎、ネフローゼ、膀胱カタル、尿道炎、腎臓・膀胱結石による排尿困難
生薬・分量	沢瀉	3.0	3.0	3.0
	猪苓	3.0	3.0	3.0
	茯苓	3.0	3.0	3.0
	阿膠	3.0	3.0	—
	ゼラチン	—	—	(3.0)*
	滑石	3.0	3.0	3.0
	合計(g)	15.0	15.0	12.0
エキス量(g)		2.5	2.5	1.2+(3.0)*
1日量(g)		7.5	6.0	6.0

＊生薬末

猪苓湯合四物湯（ちょれいとうごうしもつとう）

メーカー		ツムラ 顆粒 112	クラシエ	コタロー
効能・効果		皮膚が枯燥し、色つやの悪い体質で胃腸障害のない人の次の諸症：排尿困難、排尿痛、残尿感、頻尿		
生薬・分量	地黄	3.0		
	芍薬	3.0		
	川芎	3.0		
	沢瀉	3.0		
	猪苓	3.0		
	当帰	3.0		
	茯苓	3.0		
	阿膠	3.0		
	滑石	3.0		
	合計(g)	27.0		
エキス量(g)		5.0		
1日量(g)		7.5		

通導散（つうどうさん）

メーカー		ツムラ 顆粒 105	クラシエ	コタロー 細粒 N105
効能・効果		比較的体力があり下腹部に圧痛があって便秘しがちなものの次の諸症：月経不順、月経痛、更年期障害、腰痛、便秘、打ち身(打撲)、高血圧の随伴症状(頭痛、めまい、肩こり)		比較的体力があり下腹部に圧痛があって便秘しがちなものの次の諸症：月経不順、月経痛、更年期障害、腰痛、便秘、打撲、高血圧の随伴症状(頭痛、めまい、肩こり)
生薬・分量	枳実	3.0		3.0
	大黄	3.0		3.0
	当帰	3.0		3.0
	甘草	2.0		2.0
	紅花	2.0		2.0
	厚朴	2.0		2.0
	蘇木	2.0		2.0
	陳皮	2.0		2.0
	無水芒硝	1.8		1.8
	木通	2.0		2.0
	合計(g)	22.8		22.8
エキス量(g)		4.5		6.5
1日量(g)		7.5		12.0

桃核承気湯（とうかくじょうきとう）

メーカー		ツムラ 顆粒61	クラシエ 細粒 KB-61 EK-61 錠剤 EKT-61		コタロー 細粒 N61
効能・効果		比較的体力があり、のぼせて便秘しがちなものの次の諸症：月経不順、月経困難症、月経時や産後の精神不安、腰痛、便秘、高血圧の随伴症状（頭痛、めまい、肩こり）	比較的体力があり、のぼせて便秘しがちなものの次の諸症：月経不順、月経困難症、月経時や産後の精神不安、腰痛、便秘、高血圧の随伴症状（頭痛、めまい、肩こり）		頭痛またはのぼせる傾向があり、左下腹部に圧痛や宿便を認め、下肢や腰が冷えて尿量減少するもの。常習便秘、高血圧、動脈硬化、腰痛、痔核、月経不順による諸種の障害、更年期障害、にきび、しみ、湿疹、こしけ、坐骨神経痛
			細粒	錠剤	
生薬・分量	桃仁	5.0	5.0		5.0
	桂皮	4.0	4.0		4.0
	大黄	3.0	3.0		3.0
	甘草	1.5	1.5		1.5
	無水芒硝	0.9	−		0.9
	乾燥硫酸ナトリウム	−	1.0		−
	合計(g)	14.4	14.5		14.4
エキス量(g)		3.0	2.5	2.2	3.0
1日量(g)		7.5	6.0	18T	6.0

当帰飲子（とうきいんし）

メーカー		ツムラ 顆粒86	クラシエ	コタロー
効能・効果		冷え症のものの次の諸症：慢性湿疹（分泌物の少ないもの）、かゆみ		
生薬・分量	当帰	5.0		
	地黄	4.0		
	蒺藜子	3.0		
	芍薬	3.0		
	川芎	3.0		
	防風	3.0		
	何首烏	2.0		
	黄耆	1.5		
	荊芥	1.5		
	甘草	1.0		
	合計(g)	27.0		
エキス量(g)		5.0		
1日量(g)		7.5		

当帰建中湯（とうきけんちゅうとう）

メーカー		ツムラ 顆粒123	クラシエ	コタロー
効能・効果		疲労しやすく、血色のすぐれないものの次の諸症：月経痛、下腹部痛、痔、肛脱の痛み		
生薬・分量	芍薬	5.0		
	桂皮	4.0		
	大棗	4.0		
	当帰	4.0		
	甘草	2.0		
	生姜	1.0		
	合計(g)	20.0		
エキス量(g)		3.75		
1日量(g)		7.5		

当帰四逆加呉茱萸生姜湯（とうきしぎゃくかごしゅゆしょうきょうとう）

メーカー	ツムラ 顆粒 38	クラシエ 細粒 KB-38 EK-38	コタロー 細粒 N38
効能・効果	手足の冷えを感じ、下肢が冷えると下腹又は下腹部が痛くなり易いものの次の諸症：しもやけ、頭痛、下腹部痛、腰痛	手足の冷えを感じ、下肢が冷えると下肢または下腹部が痛くなり易いものの次の諸症：しもやけ、頭痛、下腹部痛、腰痛	貧血、冷え症で頭痛、胃部圧重感、腰痛または下腹部痛があって凍傷にかかりやすいもの。凍傷、慢性頭痛、坐骨神経痛、婦人下腹痛
生薬分量 大棗	5.0	5.0	5.0
桂皮	3.0	3.0	3.0
芍薬	3.0	3.0	3.0
当帰	3.0	3.0	3.0
木通	3.0	3.0	3.0
甘草	2.0	2.0	2.0
呉茱萸	2.0	2.0	2.0
細辛	2.0	2.0	2.0
生姜	1.0	1.0	1.0
合計(g)	24.0	24.0	24.0
エキス量(g)	4.0	4.2	6.0
1日量(g)	7.5	7.5	9.0

当帰芍薬散（とうきしゃくやくさん）

メーカー	ツムラ 顆粒 23	クラシエ 細粒 KB-23 EK-23	コタロー 細粒 N23
効能・効果	筋肉が一体に軟弱で疲労しやすく、腰脚の冷えやすいものの次の諸症：貧血、倦怠感、更年期障害（頭重、頭痛、めまい、肩こり等）、月経不順、月経困難、不妊症、動悸、慢性腎炎、妊娠中の諸病（浮腫、習慣性流産、痔、腹痛）、脚気、半身不随、心臓弁膜症	比較的体力が乏しく、冷え症で貧血の傾向があり、疲労しやすく、ときに下腹部痛、頭重、めまい、肩こり、耳鳴り、動悸などを訴える次の諸症：月経不順、月経異常、月経痛、更年期障害、産前産後あるいは流産による障害（貧血、疲労倦怠、めまい、むくみ）、めまい、頭痛、肩こり、腰痛、足腰の冷え症、しもやけ、むくみ、しみ	貧血、冷え症で胃腸が弱く、眼の周辺に薄黒いクマドリが出て、疲れやすく、頭重、めまい、肩こり、動悸などがあって、排尿回数多く尿量減少し、咽喉がかわくもの、あるいは冷えて下腹部に圧痛を認めるか、または痛みがあるもの、あるいは凍傷にかかりやすいもの。心臓衰弱、腎臓病、貧血症、産前産後あるいは流産による貧血症、痔核、脱肛、つわり、月経不順、月経痛、更年期神経症、にきび、しみ、血圧異常
生薬分量 芍薬	4.0	6.0	4.0
白朮	−	4.0	4.0
蒼朮	4.0	−	−
沢瀉	4.0	4.0	4.0
茯苓	4.0	4.0	4.0
川芎	3.0	3.0	3.0
当帰	3.0	3.0	3.0
合計(g)	22.0	24.0	22.0
エキス量(g)	4.0	5.0	5.5
1日量(g)	7.5	6.0	9.0

当帰湯 (とうきとう)

メーカー		ツムラ 顆粒 102	クラシエ	コタロー
効能・効果		背中に寒冷を覚え、腹部膨満感や腹痛のあるもの		
生薬・分量	当帰	5.0		
	半夏	5.0		
	桂皮	3.0		
	厚朴	3.0		
	芍薬	3.0		
	人参	3.0		
	黄耆	1.5		
	乾姜	1.5		
	山椒	1.5		
	甘草	1.0		
	合計(g)	27.5		
エキス量(g)		4.75		
1日量(g)		7.5		

二朮湯 (にじゅつとう)

メーカー		ツムラ 顆粒 88	クラシエ	コタロー
効能・効果		五十肩		
生薬・分量	半夏	4.0		
	蒼朮	3.0		
	白朮	2.5		
	威霊仙	2.5		
	黄芩	2.5		
	香附子	2.5		
	陳皮	2.5		
	茯苓	2.5		
	甘草	1.0		
	生姜	1.0		
	天南星	2.5		
	和羌活	2.5		
	合計(g)	29.0		
エキス量(g)		5.0		
1日量(g)		7.5		

二陳湯 (にちんとう)

メーカー		ツムラ 顆粒 81	クラシエ	コタロー
効能・効果		悪心、嘔吐		
生薬・分量	半夏	5.0		
	茯苓	5.0		
	陳皮	4.0		
	甘草	1.0		
	生姜	1.0		
	合計(g)	16.0		
エキス量(g)		3.0		
1日量(g)		7.5		

女神散 (にょしんさん)

メーカー		ツムラ 顆粒67	クラシエ	コタロー
効能・効果		のぼせとめまいのあるものの次の諸症：産前産後の神経症、月経不順、血の道症		
生薬・分量	香附子	3.0		
	川芎	3.0		
	蒼朮	3.0		
	当帰	3.0		
	黄芩	2.0		
	桂皮	2.0		
	人参	2.0		
	檳榔子	2.0		
	黄連	1.0		
	甘草	1.0		
	丁子	1.0		
	木香	1.0		
	合計(g)	24.0		
エキス量(g)		4.5		
1日量(g)		7.5		

人参湯 (にんじんとう)

メーカー		ツムラ 顆粒32	クラシエ 細粒KB-32 EK-32	コタロー 細粒N32
効能・効果		体質虚弱の人、或いは虚弱により体力低下した人の次の諸症：急性・慢性胃腸カタル、胃アトニー症、胃拡張、悪阻(つわり)、萎縮腎	手足などが冷えやすく、尿量が多いものの次の諸症：胃腸虚弱、胃アトニー、下痢、嘔吐、胃痛	貧血、冷え症で胃部圧重感あるいは胃痛があり、軟便または下痢の傾向があるもの、あるいはときに頭重や嘔吐を伴うもの。慢性下痢、胃炎、胃アトニー症、貧血症、虚弱児の自家中毒、小児の食欲不振
生薬・分量	乾姜	3.0	3.0	3.0
	甘草	3.0	3.0	3.0
	白朮	−	3.0	3.0
	蒼朮	3.0	−	−
	人参	3.0	3.0	3.0
	合計(g)	12.0	12.0	12.0
エキス量(g)		2.5	3.0	3.2
1日量(g)		7.5	6.0	6.0

人参養栄湯（にんじんようえいとう）

メーカー	ツムラ 顆粒 108	クラシエ 細粒 KB-108 EK-108	コタロー 細粒 N108
効能・効果	病後の体力低下、疲労倦怠、食欲不振、ねあせ、手足の冷え、貧血	病後の体力低下、疲労倦怠、食欲不振、ねあせ、手足の冷え、貧血	やせて血色悪く、微熱、悪寒、咳嗽がとれずに倦怠感が著しく、食欲不振で精神不安、不眠、盗汗などもあり、便秘気味のもの。病後または産後の体力増強、虚弱体質
生薬・分量 地黄	4.0	4.0	4.0
当帰	4.0	4.0	4.0
白朮	4.0	4.0	4.0
茯苓	4.0	4.0	4.0
人参	3.0	3.0	3.0
桂皮	2.5	2.5	2.5
遠志	2.0	2.0	2.0
芍薬	2.0	2.0	2.0
陳皮	2.0	2.0	2.0
黄耆	1.5	1.5	1.5
甘草	1.0	1.0	1.0
五味子	1.0	1.0	1.0
合計(g)	31.0	31.0	31.0
エキス量(g)	6.0	6.7	9.2
1日量(g)	9.0	7.5	15.0

排膿散及湯（はいのうさんきゅうとう）

メーカー	ツムラ 顆粒 122	クラシエ	コタロー 細粒 N122
効能・効果	患部が発赤、腫脹して疼痛をともなった化膿症、瘍、癤、面疔、その他癤腫症		患部が発赤、腫脹して疼痛をともなった化膿症、瘍、癤、面疔、その他癤腫症
生薬・分量 桔梗	4.0		4.0
甘草	3.0		3.0
枳実	3.0		2.0
芍薬	3.0		3.0
大棗	3.0		3.0
生姜	1.0		0.5
合計(g)	17.0		15.5
エキス量(g)	4.5		4.7
1日量(g)	7.5		7.5

麦門冬湯（ばくもんどうとう）

メーカー	ツムラ 顆粒 29	クラシエ	コタロー 細粒 N29
効能・効果	痰の切れにくい咳、気管支炎、気管支ぜんそく		こみ上げてくるような強い咳をして顔が赤くなるもの、通常喀痰は少量でねばく、喀出困難であり、時には喀痰に血滴のあるもの、あるいはのぼせて咽喉がかわき、咽喉に異物感があるもの。気管支炎、気管支喘息、胸部疾患の咳嗽
生薬・分量 麦門冬	10.0		10.0
半夏	5.0		5.0
大棗	3.0		3.0
甘草	2.0		2.0
人参	2.0		2.0
粳米	5.0		5.0
合計(g)	27.0		27.0
エキス量(g)	6.0		9.0
1日量(g)	9.0		15.0

八味(地黄)丸 (はちみ(じおう)がん)

メーカー	ツムラ(八味地黄丸) 顆粒7	クラシエ(八味地黄丸) 細粒 KB-7 EK-7 錠剤 EKT-7 丸剤 ウチダの八味丸M EK-700			コタロー(八味丸) 細粒 N7
効能・効果	疲労、倦怠感著しく、尿利減少または頻数、口渇し、手足に交互的に冷感と熱感のあるものの次の諸症：腎炎、糖尿病、陰萎、坐骨神経痛、腰痛、脚気、膀胱カタル、前立腺肥大、高血圧	疲れやすくて、四肢が冷えやすく、尿量減少または多尿で、ときに口渇がある次の諸症：下肢痛、腰痛、しびれ、老人のかすみ目、かゆみ、排尿困難、頻尿、むくみ			疲労倦怠感がいちじるしく、四肢は冷えやすいのにかかわらず、時にはほてることもあり、腰痛があって咽喉がかわき、排尿回数多く、尿量減少して残尿感がある場合と、逆に尿量が増大する場合があり、特に夜間多尿のもの。血糖増加による口渇、糖尿病、動脈硬化、慢性腎炎、ネフローゼ、萎縮腎、膀胱カタル、浮腫、陰萎、坐骨神経痛、産後脚気、更年期障害、老人性の湿疹、低血圧
		細粒	錠剤	丸剤	
生薬・分量 地黄	6.0	5.0		8.0	5.0
山茱萸	3.0	3.0		4.0	3.0
山薬	3.0	3.0		4.0	3.0
沢瀉	3.0	3.0		3.0	3.0
茯苓	3.0	3.0		3.0	3.0
牡丹皮	2.5	3.0		3.0	3.0
桂皮	1.0	1.0		1.0	1.0
附子末	0.5	1.0		—	—
炮附子	—	—		1.0	—
炮附子末	—	—		—	1.0
合計(g)	22.0	22.0		27.0	22.0
エキス量(g)	4.0	5.2		5.128	5.3
1日量(g)	7.5	6.0	18T	60丸	9.0

半夏厚朴湯 (はんげこうぼくとう)

メーカー	ツムラ 顆粒16	クラシエ 細粒 KB-16 EK-16 錠剤 EKT-16		コタロー 細粒 N16
効能・効果	気分がふさいで、咽喉、食道部に異物感があり、ときに動悸、めまい、嘔気などを伴う次の諸症：不安神経症、神経性胃炎、つわり、せき、しわがれ声、神経性食道狭窄症、不眠症	気分がふさいで、咽喉・食道部に異物感があり、ときに動悸、めまい、嘔気などを伴う次の諸症：不安神経症、神経性胃炎、つわり、せき、しわがれ声		精神不安があり、咽喉から胸元にかけてふさがるような感じがして、胃部に停滞膨満感のあるもの。通常消化機能悪く、悪心や嘔吐を伴うこともあるもの。気管支炎、嗄声、咳嗽発作、気管支喘息、神経性食道狭窄、胃弱、心臓喘息、神経症、神経衰弱、恐怖症、不眠症、つわり、その他嘔吐症、更年期神経症、浮腫、神経性頭痛
		細粒	錠剤	
生薬・分量 半夏	6.0	6.0		6.0
茯苓	5.0	5.0		5.0
厚朴	3.0	3.0		3.0
蘇葉	2.0	2.0		2.0
生姜	1.0	1.3		1.0
合計(g)	17.0	17.3		17.0
エキス量(g)	2.5	1.5		2.2
1日量(g)	7.5	6.0	12T	6.0

半夏瀉心湯（はんげしゃしんとう）

メーカー	ツムラ 顆粒 14	クラシエ 細粒 KB-14　EK-14 錠剤 EKT-14		コタロー 細粒 N14
効能・効果	みぞおちがつかえ、ときに悪心、嘔吐があり食欲不振で腹が鳴って軟便または下痢の傾向のあるものの次の諸症： 急・慢性胃腸カタル、醗酵性下痢、消化不良、胃下垂、神経性胃炎、胃弱、二日酔、げっぷ、胸やけ、口内炎、神経症	みぞおちがつかえ、時に悪心、嘔吐があり食欲不振で腹が鳴って軟便又は下痢の傾向のあるものの次の諸症： 急・慢性胃腸カタル、醗酵性下痢、消化不良、胃下垂、神経性胃炎、胃弱、二日酔、げっぷ、胸やけ、口内炎、神経症		胃部がつかえ、悪心や嘔吐があり、食欲不振で舌苔や胃部に水分停滞感があり、腹鳴をともなって下痢するもの、あるいは軟便や粘液便を排出するもの。 急性・慢性胃腸カタル、醗酵性下痢、消化不良、口内炎、つわり
		細粒	錠剤	
生薬・分量 半夏	5.0	5.0		5.0
黄芩	2.5	2.5		2.5
生姜	−	2.5		−
乾姜	2.5	−		2.5
甘草	2.5	2.5		2.5
大棗	2.5	2.5		2.5
人参	2.5	2.5		2.5
黄連	1.0	1.0		1.0
合計(g)	18.5	18.5		18.5
エキス量(g)	4.5	3.8		5.0
1日量(g)	7.5	6.0	18T	7.5

半夏白朮天麻湯（はんげびゃくじゅつてんまとう）

メーカー	ツムラ 顆粒 37	クラシエ 細粒 KB-37　EK-37	コタロー 細粒 37
効能・効果	胃腸虚弱で下肢が冷え、めまい、頭痛などがある者	胃腸虚弱で下肢が冷え、めまい、頭痛などがあるもの	冷え症、アトニー体質で疲労しやすく、頭痛、頭重、めまい、肩こりなどがあり、ときには悪心、嘔吐などを伴うもの。 胃アトニー症、胃腸虚弱者、または低血圧症に伴う頭痛、めまい
生薬・分量 陳皮	3.0	3.0	3.0
半夏	3.0	3.0	3.0
蒼朮	−	3.0	3.0
白朮	3.0	3.0	3.0
茯苓	3.0	3.0	3.0
天麻	2.0	2.0	2.0
黄耆	1.5	1.5	1.5
沢瀉	1.5	1.5	1.5
人参	1.5	1.5	1.5
黄柏	1.0	1.0	1.0
乾姜	1.0	−	1.0
生姜	0.5	0.65	0.5
神麹	−	−	2.0
麦芽	2.0	2.0	2.0
合計(g)	23.0	25.15	28.0
エキス量(g)	4.0	4.7	6.2
1日量(g)	7.5	7.5	9.0

白虎加人参湯（びゃっこかにんじんとう）

メーカー	ツムラ 顆粒 34	クラシエ 細粒 KB-34 EK-34 錠剤 EKT-34		コタロー 細粒 N34
効能・効果	のどの渇きとほてりのあるもの	のどの渇きとほてりのあるもの		のどの渇きとほてりのあるもの
		細粒	錠剤	
生薬・分量 石膏	15.0	15.0		15.0
知母	5.0	5.0		5.0
甘草	2.0	2.0		2.0
人参	1.5	1.5		3.0
粳米	8.0	8.0		8.0
合計(g)	31.5	31.5		33.0
エキス量(g)	5.0	2.6		8.0
1日量(g)	9.0	6.0	12T	12.0

茯苓飲（ぶくりょういん）

メーカー	ツムラ 顆粒 69	クラシエ	コタロー 細粒 N69
効能・効果	吐き気や胸やけがあり尿量が減少するものの次の諸症：胃炎、胃アトニー、溜飲		胃部がつかえて膨満感があり、胃液の分泌が過多で悪心、嘔吐や食欲不振があって尿量減少するもの。胃炎、胃下垂、胃アトニー、胃神経症、胃拡張、溜飲症、消化不良
生薬・分量 茯苓	5.0		5.0
白朮	−		4.0
蒼朮	4.0		−
陳皮	3.0		3.0
人参	3.0		3.0
枳実	1.5		1.5
生姜	1.0		0.8
合計(g)	17.5		17.3
エキス量(g)	2.75		3.8
1日量(g)	7.5		6.0

茯苓飲合半夏厚朴湯（ぶくりょういんごうはんげこうぼくとう）

メーカー	ツムラ 顆粒 116	クラシエ	コタロー
効能・効果	気分がふさいで、咽喉、食道部に異物感があり、時に動悸、めまい、嘔気、胸やけなどがあり、尿量の減少するものの次の諸症：不安神経症、神経性胃炎、つわり、溜飲、胃炎		
生薬・分量 半夏	6.0		
茯苓	5.0		
蒼朮	4.0		
厚朴	3.0		
陳皮	3.0		
人参	3.0		
蘇葉	2.0		
枳実	1.5		
生姜	1.0		
合計(g)	28.5		
エキス量(g)	4.5		
1日量(g)	7.5		

附子理中湯（ぶしりちゅうとう）

メーカー	ツムラ	クラシエ〔三和〕 細粒 EK-410	コタロー
効能・効果		胃腸虚弱で血色悪く、顔に生気なく、尿量多く手足に冷感あり、下痢の傾向あり、しばしばはき気、目眩、頭重、胃痛をうったえるものの次の諸症： **慢性の胃腸カタル、胃アトニー症**	

生薬・分量				
人参		3.0		
甘草		3.0		
白朮		3.0		
乾姜		3.0		
附子		1.0		
合計(g)		13.0		
エキス量(g)		2.8		
1日量(g)		4.5		

平胃散（へいいさん）

メーカー	ツムラ 顆粒 79	クラシエ	コタロー 細粒 N79
効能・効果	胃がもたれて消化不良の傾向のある次の諸症： **急・慢性胃カタル、胃アトニー、消化不良、食欲不振**		消化不良を伴う胃痛、腹痛、食欲減退、あるいは食後腹鳴があり、下痢しやすいもの。 **口内炎、胃炎、胃アトニー、胃拡張**

生薬・分量			
蒼朮	4.0		4.0
厚朴	3.0		3.0
陳皮	3.0		3.0
大棗	2.0		2.0
甘草	1.0		1.0
生姜	0.5		0.5
合計(g)	13.5		13.5
エキス量(g)	3.25		4.0
1日量(g)	7.5		6.0

防已黄耆湯（ぼういおうぎとう）

メーカー	ツムラ 顆粒 20	クラシエ 細粒 KB-20 EK-20 / 錠剤 EKT-20	コタロー 細粒 N20
効能・効果	色白で筋肉柔らかく水ぶとりの体質で疲れやすく、汗が多く、小便不利で下肢に浮腫をきたし、膝関節の腫痛するものの次の諸症： **腎炎、ネフローゼ、妊娠腎、陰嚢水腫、肥満症、関節炎、癰、癤、筋炎、浮腫、皮膚病、多汗症、月経不順**	色白で疲れやすく、汗のかきやすい傾向のある次の諸症： **肥満症（筋肉にしまりのない、いわゆる水ぶとり）、関節痛、むくみ**	水ぶとりで皮膚の色が白く、疲れやすくて、汗をかきやすいか、または浮腫があるもの。 **関節炎、関節リウマチ、肥満症、多汗症**

生薬・分量	ツムラ	クラシエ 細粒	クラシエ 錠剤	コタロー
黄耆	5.0	5.0		5.0
防已	5.0	5.0		5.0
白朮	−	3.0		3.0
蒼朮	3.0	−		−
大棗	3.0	3.0		3.0
甘草	1.5	1.5		1.5
生姜	1.0	1.0		0.8
合計(g)	18.5	18.5		18.3
エキス量(g)	3.75	3.2		4.8
1日量(g)	7.5	7.5	18T	7.5

防風通聖散 (ぼうふうつうしょうさん)

メーカー	ツムラ 顆粒62	クラシエ 細粒 KB-62 EK-62 / 錠剤 EKT-62		コタロー 細粒 N62
効能・効果	腹部に皮下脂肪が多く、便秘がちなものの次の諸症：高血圧の随伴症状（どうき、肩こり、のぼせ）、肥満症、むくみ、便秘	腹部に皮下脂肪が多く、便秘がちなものの次の諸症：高血圧の随伴症状（どうき、肩こり、のぼせ）、肥満症、むくみ、便秘		脂肪ぶとりの体質で便秘し、尿量減少するもの。常習便秘、胃酸過多症、腎臓病、心臓衰弱、動脈硬化、高血圧、脳溢血これらに伴う肩こり
		細粒	錠剤	
生薬分量 黄芩	2.0	2.0		2.0
甘草	2.0	2.0		2.0
桔梗	2.0	2.0		2.0
石膏	2.0	2.0		2.0
白朮	2.0	2.0		2.0
大黄	1.5	1.5		1.5
荊芥	1.2	1.2		1.2
山梔子	1.2	1.2		1.2
芍薬	1.2	1.2		1.2
川芎	1.2	1.2		1.2
当帰	1.2	1.2		1.2
薄荷	1.2	1.2		1.2
防風	1.2	1.2		1.2
麻黄	1.2	1.2		1.2
連翹	1.2	1.2		1.2
生姜	0.3	0.4		0.3
滑石	3.0	3.0		3.0
無水芒硝	0.7	0.75		0.7
合計(g)	26.3	26.45		26.3
エキス量(g)	4.5	5.7	5.5	6.0
1日量(g)	7.5	7.5	27T	9.0

補中益気湯 (ほちゅうえっきとう)

メーカー	ツムラ 顆粒41	クラシエ 細粒 KB-41 EK-41	コタロー 細粒41
効能・効果	消化機能が衰え、四肢倦怠感著しい虚弱体質者の次の諸症：夏やせ、病後の体力増強、結核症、食欲不振、胃下垂、感冒、痔、脱肛、子宮下垂、陰萎、半身不随、多汗症	元気がなく胃腸のはたらきが衰えて疲れやすいものの次の諸症：虚弱体質、疲労倦怠、病後の衰弱、食欲不振、ねあせ	胃腸機能減退し、疲労倦怠感があるもの、あるいは頭痛、悪寒、盗汗、弛緩性出血などを伴うもの。結核性疾患および病後の体力増強、胃弱、貧血症、夏やせ、虚弱体質、低血圧、腺病質、痔疾、脱肛
生薬分量 黄耆	4.0	4.0	4.0
白朮	−	4.0	4.0
蒼朮	4.0	−	−
人参	4.0	4.0	4.0
当帰	3.0	3.0	3.0
柴胡	2.0	2.0	2.0
大棗	2.0	2.0	2.0
陳皮	2.0	2.0	2.0
甘草	1.5	1.5	1.5
升麻	1.0	1.0	1.0
生姜	0.5	0.5	0.5
合計(g)	24.0	24.0	24.0
エキス量(g)	5.0	6.4	7.0
1日量(g)	7.5	7.5	12.0

麻黄湯(まおうとう)

メーカー	ツムラ 顆粒 27	クラシエ 細粒 KB-27　EK-27	コタロー 細粒 N27
効能・効果	悪寒、発熱、頭痛、腰痛、自然に汗の出ないものの次の諸症：感冒、インフルエンザ（初期のもの）、関節リウマチ、喘息、乳児の鼻閉塞、哺乳困難	風邪のひきはじめで、さむけがして発熱、頭痛があり、身体のふしぶしが痛い場合の次の諸症：感冒、鼻かぜ	高熱悪寒があるにもかかわらず、自然の発汗がなく、身体痛、関節痛のあるもの、あるいは咳嗽や喘鳴のあるもの。感冒、鼻かぜ、乳児鼻づまり、気管支喘息
生薬・分量 杏仁	5.0	5.0	5.0
麻黄	5.0	5.0	5.0
桂皮	4.0	4.0	4.0
甘草	1.5	1.5	1.5
合計(g)	15.5	15.5	15.5
エキス量(g)	1.75	1.6	1.9
1日量(g)	7.5	6.0	6.0

麻黄附子細辛湯(まおうぶしさいしんとう)

メーカー	ツムラ 顆粒 127	クラシエ〔三和〕 細粒 EK-127	コタロー カプセル NC127
効能・効果	悪寒、微熱、全身倦怠、低血圧で頭痛、めまいあり、四肢に疼痛冷感あるものの次の諸症：感冒、気管支炎	悪寒、微熱、全身倦怠、低血圧で頭痛、めまいあり、四肢に疼痛冷感あるものの次の諸症：感冒、気管支炎、咳嗽	全身倦怠感があって、無気力で、微熱、悪寒するもの。感冒、気管支炎
生薬・分量 麻黄	4.0	4.0	4.0
細辛	3.0	3.0	3.0
附子	−	1.0	−
附子末	1.0	−	−
炮附子末	−	−	1.0
合計(g)	8.0	8.0	8.0
エキス量(g)	1.5	1.5	1.2
1日量(g)	7.5	4.5	6Cap(1.68)

麻杏甘石湯(まきょうかんせきとう)

メーカー	ツムラ 顆粒 55	クラシエ	コタロー 細粒 N55
効能・効果	小児ぜんそく、気管支ぜんそく		咳嗽はげしく、発作時に頭部に発汗して喘鳴を伴い、咽喉がかわくもの。気管支炎・気管支ぜんそく
生薬・分量 石膏	10.0		10.0
杏仁	4.0		4.0
麻黄	4.0		4.0
甘草	2.0		2.0
合計(g)	20.0		20.0
エキス量(g)	1.75		2.2
1日量(g)	7.5		6.0

麻杏薏甘湯(まきょうよくかんとう)

メーカー	ツムラ 顆粒 78	クラシエ 細粒 KB-78　EK-78	コタロー 細粒 N78
効能・効果	関節痛、神経痛、筋肉痛	関節痛、神経痛、筋肉痛	関節・筋肉リウマチ、神経痛、イボ
生薬・分量 薏苡仁	10.0	10.0	10.0
麻黄	4.0	4.0	4.0
杏仁	3.0	3.0	3.0
甘草	2.0	2.0	2.0
合計(g)	19.0	19.0	19.0
エキス量(g)	3.0	1.6	4.0
1日量(g)	7.5	6.0	6.0

麻子仁丸 (ましにんがん)

メーカー	ツムラ 顆粒126	クラシエ	コタロー 細粒 N126
効能・効果	便秘		常習便秘、急性便秘、病後の便秘、便秘に伴う痔核、萎縮腎
生薬・分量 麻子仁	5.0		5.0
大黄	4.0		4.0
枳実	2.0		2.0
杏仁	2.0		2.0
厚朴	2.0		2.0
芍薬	2.0		2.0
合計(g)	17.0		17.0
エキス量(g)	2.25		2.8
1日量(g)	7.5		6.0

木防已湯 (もくぼういとう)

メーカー	ツムラ 顆粒36	クラシエ	コタロー 細粒 N36
効能・効果	顔色がさえず、咳をともなう呼吸困難があり、心臓下部に緊張圧重感があるものの心臓、あるいは、腎臓にもとづく疾患、浮腫、心臓性喘息		みぞおちがつかえて喘鳴を伴う呼吸困難があり、あるいは浮腫があって尿量減少し、口内または咽喉がかわくもの。心内膜炎、心臓弁膜症、心臓性喘息、慢性腎炎、ネフローゼ
生薬・分量 石膏	10.0		10.0
防已	4.0		4.0
桂皮	3.0		3.0
人参	3.0		3.0
合計(g)	20.0		20.0
エキス量(g)	1.5		2.5
1日量(g)	7.5		6.0

薏苡仁湯 (よくいにんとう)

メーカー	ツムラ 顆粒52	クラシエ 細粒 KB-52 EK-52 / 錠剤 EKT-52		コタロー
効能・効果	関節痛、筋肉痛	関節痛、筋肉痛		
		細粒	錠剤	
生薬・分量 薏苡仁	8.0	8.0		
白朮	−	4.0		
蒼朮	4.0	−		
当帰	4.0	4.0		
麻黄	4.0	4.0		
桂皮	3.0	3.0		
芍薬	3.0	3.0		
甘草	2.0	2.0		
合計(g)	28.0	28.0		
エキス量(g)	5.0	4.6	3.6	
1日量(g)	7.5	6.0	18T	

抑肝散（よくかんさん）

メーカー	ツムラ 顆粒54	クラシエ	コタロー
効能・効果	虚弱な体質で神経がたかぶるものの次の諸症：神経症、不眠症、小児夜なき、小児疳症		
生薬分量 蒼朮	4.0		
茯苓	4.0		
川芎	3.0		
釣藤鈎	3.0		
当帰	3.0		
柴胡	2.0		
甘草	1.5		
合計(g)	20.5		
エキス量(g)	3.25		
1日量(g)	7.5		

抑肝散加陳皮半夏（よくかんさんかちんぴはんげ）

メーカー	ツムラ 顆粒83	クラシエ 細粒KB-83 EK-83	コタロー 細粒N83
効能・効果	虚弱な体質で神経がたかぶるものの次の諸症：神経症、不眠症、小児夜なき、小児疳症	虚弱な体質で神経がたかぶるものの次の諸症：神経症、不眠症、小児夜なき、小児疳症	神経症、更年期神経症、不眠症、高血圧または動脈硬化による神経症状、小児夜啼症
半夏	5.0	5.0	5.0
蒼朮	4.0	—	—
白朮	—	4.0	4.0
茯苓	4.0	4.0	4.0
川芎	3.0	3.0	3.0
釣藤鈎	3.0	3.0	3.0
陳皮	3.0	3.0	3.0
当帰	3.0	3.0	3.0
柴胡	2.0	2.0	2.0
甘草	1.5	1.5	1.5
合計(g)	28.5	28.5	28.5
エキス量(g)	4.5	5.0	6.1
1日量(g)	7.5	7.5	9.0

六君子湯（りっくんしとう）

メーカー	ツムラ 顆粒43	クラシエ 細粒KB-43 EK-43	コタロー 細粒N43
効能・効果	胃腸の弱いもので、食欲がなく、みぞおちがつかえ、疲れやすく、貧血性で手足が冷えやすいものの次の諸症：胃炎、胃アトニー、胃下垂、消化不良、食欲不振、胃痛、嘔吐	胃腸の弱いもので、食欲がなく、みぞおちがつかえ、疲れやすく、貧血性で手足が冷えやすいものの次の諸症：胃炎、胃アトニー、胃下垂、消化不良、食欲不振、胃痛、嘔吐	胃腸の弱いもので、食欲がなく、みぞおちがつかえ、疲れやすく、貧血性で手足が冷えやすいものの次の諸症：胃炎、胃アトニー、胃下垂、消化不良、食欲不振、胃痛、嘔吐
蒼朮	4.0	—	—
白朮	—	4.0	4.0
人参	4.0	4.0	4.0
半夏	4.0	4.0	4.0
茯苓	4.0	4.0	4.0
大棗	2.0	2.0	2.0
陳皮	2.0	2.0	2.0
甘草	1.0	1.0	1.0
生姜	0.5	0.5	0.5
合計(g)	21.5	21.5	21.5
エキス量(g)	4.0	4.1	5.5
1日量(g)	7.5	6.0	9.0

立効散 (りっこうさん)

メーカー	ツムラ 顆粒110	クラシエ	コタロー
効能・効果	抜糸後の疼痛、歯痛		
生薬・分量 細辛	2.0		
升麻	2.0		
防風	2.0		
甘草	1.5		
竜胆	1.0		
合計(g)	8.5		
エキス量(g)	1.5		
1日量(g)	7.5		

竜胆瀉肝湯 (りゅうたんしゃかんとう)

メーカー	ツムラ 顆粒76	クラシエ	コタロー 細粒N76
効能・効果	比較的体力があり、下腹部筋肉が緊張する傾向があるものの次の諸症：排尿痛、残尿感、尿の濁り、こしけ		比較的体力のあるものの次の諸症：尿道炎、膀胱カタル、膣炎、陰部湿疹、こしけ、陰部痒痛、子宮内膜炎
地黄	5.0		1.5
当帰	5.0		1.5
木通	5.0		1.5
黄芩	3.0		1.5
車前子	3.0		1.5
沢瀉	3.0		2.0
甘草	1.0		1.5
山梔子	1.0		1.5
竜胆	1.0		2.0
芍薬	—		1.5
川芎	—		1.5
黄連	—		1.5
黄柏	—		1.5
連翹	—		1.5
薄荷	—		1.5
浜防風	—		1.5
合計(g)	27.0		25.0
エキス量(g)	5.5		6.0
1日量(g)	7.5		9.0

苓甘姜味辛夏仁湯 (りょうかんきょうみしんげにんとう)

メーカー	ツムラ 顆粒119	クラシエ	コタロー 細粒N119
効能・効果	貧血、冷え症で喘鳴を伴う喀痰の多い咳嗽があるもの。気管支炎、気管支喘息、心臓衰弱、腎臓病		貧血、冷え症で喘鳴を伴う喀痰の多い咳嗽があるもの。気管支炎、気管支喘息、心臓衰弱、腎臓病
杏仁	4.0		4.0
半夏	4.0		4.0
茯苓	4.0		4.0
五味子	3.0		3.0
乾姜	2.0		2.0
甘草	2.0		2.0
細辛	2.0		2.0
合計(g)	21.0		21.0
エキス量(g)	4.0		4.5
1日量(g)	7.5		7.5

苓姜朮甘湯（りょうきょうじゅつかんとう）

メーカー	ツムラ 顆粒118	クラシエ	コタロー 細粒N118
効能・効果	腰に冷えと痛みがあって、尿量が多い次の諸症：腰痛、腰の冷え、夜尿症		全身倦怠感、腰部の疼痛、冷感、重感などがあって、排尿回数、尿量ともに増加するもの。腰冷、腰痛、坐骨神経痛、夜尿症
生薬・分量 茯苓	6.0		6.0
乾姜	3.0		3.0
白朮	3.0		3.0
甘草	2.0		2.0
合計(g)	14.0		14.0
エキス量(g)	1.75		2.3
1日量(g)	7.5		6.0

苓桂朮甘湯（りょうけいじゅつかんとう）

メーカー	ツムラ 顆粒39	クラシエ 細粒KB-39 EK-39	コタロー 細粒N39
効能・効果	めまい、ふらつきがあり、または動悸があり尿量が減少するものの次の諸症：神経質、ノイローゼ、めまい、動悸、息切れ、頭痛	めまい、ふらつきがあり、または動悸があり、尿量が減少するものの次の諸症：神経質、ノイローゼ、めまい、動悸、息切れ、頭痛	立ちくらみやめまい、あるいは動悸がひどく、のぼせて頭痛がし、顔面やや紅潮したり、あるいは貧血し、排尿回数が多く、尿量減少して口唇部がかわくもの。神経性心悸亢進、神経症、充血、耳鳴、不眠症、血圧異常、心臓衰弱、腎臓病
生薬・分量 茯苓	6.0	6.0	6.0
桂皮	4.0	4.0	4.0
白朮	—	3.0	3.0
蒼朮	3.0	—	—
甘草	2.0	2.0	2.0
合計(g)	15.0	15.0	15.0
エキス量(g)	1.5	1.6	1.7
1日量(g)	7.5	6.0	6.0

六味丸（ろくみがん）

メーカー	ツムラ 顆粒87	クラシエ 細粒KB-87 EK-87	
効能・効果	疲れやすくて尿量減少または多尿で、時に口渇があるものの次の諸症：排尿困難、頻尿、むくみ、かゆみ	疲れやすくて、尿量減少または多尿で、ときに口渇があるものの次の諸症：排尿困難、頻尿、むくみ、かゆみ	
生薬・分量 地黄	5.0	5.0	
山茱萸	3.0	3.0	
山薬	3.0	3.0	
沢瀉	3.0	3.0	
茯苓	3.0	3.0	
牡丹皮	3.0	3.0	
合計(g)	20.0	20.0	
エキス量(g)	3.75	4.2	
1日量(g)	7.5	6.0	

外用剤 | 紫雲膏

紫雲膏（しうんこう）

メーカー		ツムラ 軟膏 501	クラシエ	コタロー
効能・効果		火傷、痔核による疼痛、肛門裂傷		
生薬・分量	本品100g中			
	ゴマ油	100.0		
	柴根	10.0		
	当帰	10.0		
	上記の割合で得た油製エキス71.2gに下記を含有する。			
	サラシミツロウ	27.0		
	豚脂	1.8		
エキス量(g)		−		
1日量(g)		適量		

あとがき

　私は毎月1回、師匠の寺澤先生の外来を見学しています。
　ある日の外来でのこと、先生が「次に入ってくる患者さんは只者ではないぞ」とおっしゃいました。有名な方かと思いきや、診察室に入ってきた患者さんはごく普通の老紳士でした。
　電子カルテを覗くと何年も前に転移性○○がんの手術をされて以来、再発がんの手術、新たな□□がんの手術など体に3〜4回もメスを入れられていました。今でも元気に暮らしていますが、身体に癌がしっかり顕在しているのです。さらに驚いたのはその老紳士の診察を受ける態度でした。愚痴るわけでもなく、過去を嘆くわけでもなく、将来の不安を語るわけでもない。ただ平然と寺澤先生の診療に協力されていました。只者ではないという寺澤先生の言葉はすぐに理解できましたが、偉い人に特有の威張った感じは全くなく、余計なことは語らず、ただ診察がスムースに行われるように協力されていました。
　西洋医学の抗がん剤治療が行われているのですが、抗がん剤で減少した赤血球、白血球、血小板を漢方薬で増やしたいとの意向で寺澤先生の外来を受診されているとのことでした。もちろん、寺澤先生は見事に応えておられました。
　患者さんのことを寺澤先生はキャプテンと呼んでいたので、元の職業がパイロットと分かりました。大手航空会社の国際線の機長だったそうです。その時、キャプテンという仕事の底の深さを感じました。機長は絶対に事故を起こしてはいけないという使命感で働いています。そして、事故を起こさないためにあらゆるトラブルに対して事故につながらないようにと努力されている、その感覚が体に染み付いていて、自分の体に起こったトラブルがなるべく大事故（死）に直結しないように自分のすべての能力と五感、利用できるすべての環境を使って戦っている姿に感動しました。
　おそらく十分に死を覚悟した上で、家族のために自分が出来るすべてのことを行う決意で毎日生きていることでしょう。キャプテン時代も何度も死に直結する場面はあったでしょうから、多分、死ぬことはあまり怖くないのだと思います。家族を中心とする周囲の人に気を使って、できることはすべて行なっているのだと思います。
　わずかな時間でしたが、その時のことを思い出しながら、今の日本の現状に思いを馳せました。もし、日本の政治家や官僚、東京電力の幹部にキャプテンの感覚があれば、原発事故はもう少し小さな被害で済んだのではないか。もちろん人間の業ですから失敗もあります。ましてや自然の猛威の前では人間は為す術がないことも歴史が教えてくれています。しかし、トラブルが起こった時に人々の命を優先するか、自分たちの利益や権威を優先するか、誰が考えても答えは一つです。しかし、いざその時になってみると人間は自分を守ろうとするものかもしれません。

現在の日本のトップのだらしのない姿を見ていると、どうしてこのような大事故になったのかよく理解できます。その一方でこのキャプテンのような日本人が多くいることも事実です。震災後に多くの日本人は結束して善意の輪を広げました。震災が多い日本で長い間助けあって生きてきた日本人の叡智の遺伝子が誰にも備わっています。私が出会ったキャプテンのように誰でもなることができます。やっている仕事の大きい小さいは関係ありません。1億3千万人の日本人がこの感覚を持つことが出来ればこの国はきっと蘇ります。

　これは、私が毎月、当院のブログに掲載している「院長の独り言」から抜粋したものです。私はただ一人の患者さんであるキャプテンから、わずかな診療時間の間でいろいろなことを教えられ、そして考えさせられました。私にとっては、患者さんは治療の対象であることは言うまでもありませんが、反面で多くのことを教えてくださる先生でもあると思っています。

　漢方医学は長年の歴史に培われた医学である、ここで漢方医学の歴史を滔々と述べるのは、読者である諸先生には釈迦に説法ですが、その背景には多くの先人が患者さんから教えられたことが一つずつ積み重ねられて、そして今の漢方があると思っています。

　寺澤先生のご尽力で、2001年に医学部における卒前教育において、医学教育モデル・コア・カリキュラムに「和漢薬を概説できる」という項目が入りました。これからの医療界を担っていかれるであろう若手の医師は、漢方医学を学部生の時から学ぶことができるようになったのです。しかし、漢方医学の成書を読んだだけでは、また著名な先生の講義を聞いただけでは漢方薬を使いこなせるとは思えません。これは西洋医学にも同様のことが言えると思いますが、まずは目の前の患者さんに適していると思われる漢方薬を処方し、その効果を確認する、を繰り返すことが必要ではないかと思うのです。

　西洋医学だけでは十分な効果が得られない、あるいはキャプテンに対する治療のように西洋医学的な治療を補完する、漢方薬を処方する目的は様々ですが、多くの漢方薬の中から患者さんに適した漢方薬を選択する"腕"を磨くためには、まずは漢方薬を使ってみること、そして患者さんに教えていただくことが、漢方医学を修得するための近道ではないかと思っています。

　本書は、現在私が行っている漢方治療のエッセンスを盛り込みました。しかし、私もまだ勉強が必要であることは、寺澤先生の外来見学で痛切に感じるところです。そして毎日の診療で患者さんから学ぶことが多いことを実感しています。そこで、本書を初版として、さらに私自身がパワーアップしたところで改訂版を皆さんのお手元にお届けしたいと思っています。

斐川中央クリニック 院長　下手 公一

イラストでわかる！ まずは使ってみよう漢方薬

2012年12月21日　第1刷発行
2023年 9月30日　第5刷発行

監修者　寺澤 捷年　　著者　下手 公一
　　　　（てらさわ かつとし）　　　　（しもで こういち）

発行者　松田 敏明

発行所　株式会社 メディカルパブリッシャー
　　　　〒102-0073 東京都千代田区九段北1-8-3 カサイビルⅡ 2F
　　　　TEL　03-3230-3841
　　　　URL　http://www.medicalpub.co.jp/

印　刷　シナノ印刷株式会社

Ⓒ Shimode Koichi, Medical Publisher, Inc 2012　　Printed in Japan
ISBN 978-4-944109-03-6

乱丁、落丁本は小社までお送りください。送料小社負担でお取り替えいたします。
本書の全部または一部を無断で複写・複製することは、法律で認められた場合を除き、
著作権の侵害となります。